Grippe

Schnupfen

Heiserkeit

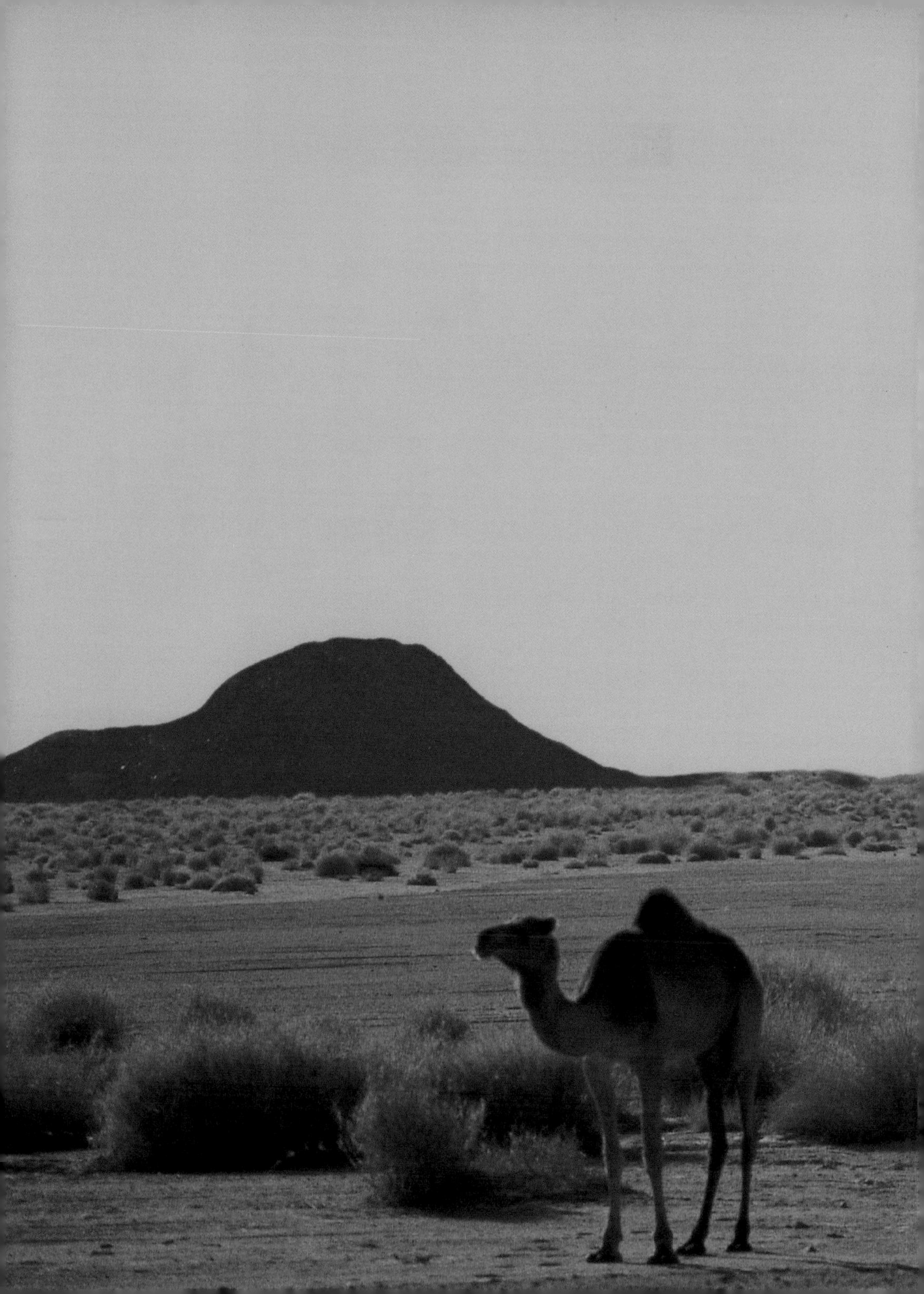

Dr. med. Gudrun Gschwendt

Grippe Schnupfen Heiserkeit

Das besondere Grippebuch

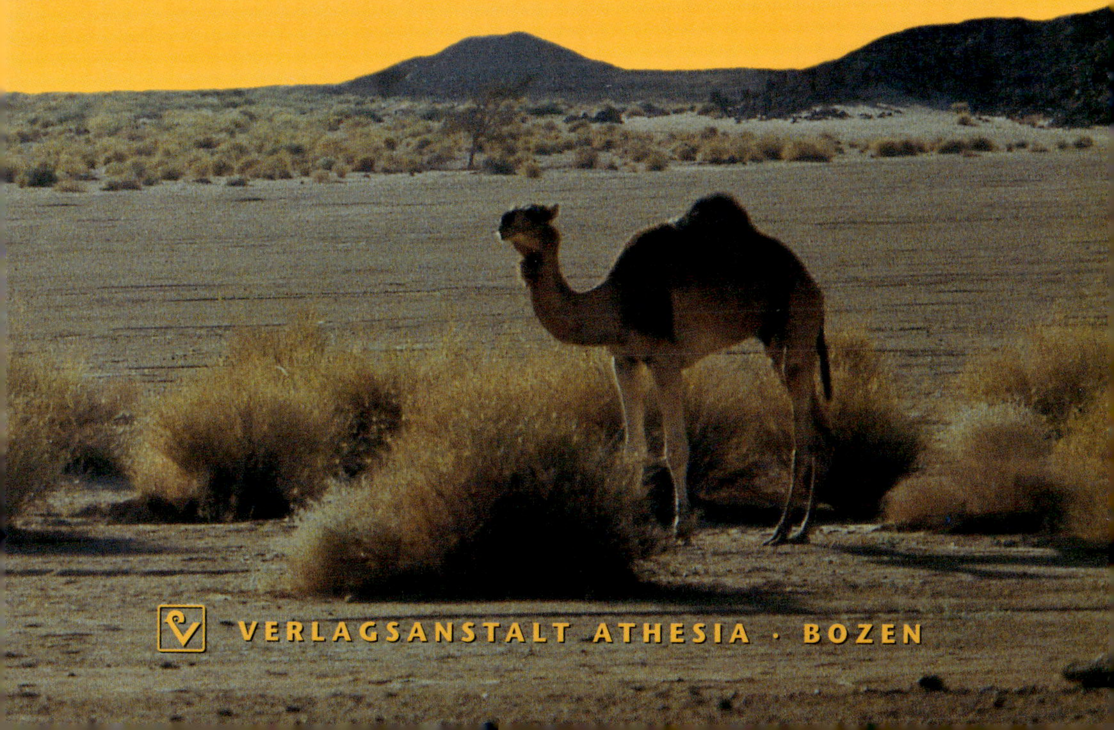

VERLAGSANSTALT ATHESIA · BOZEN

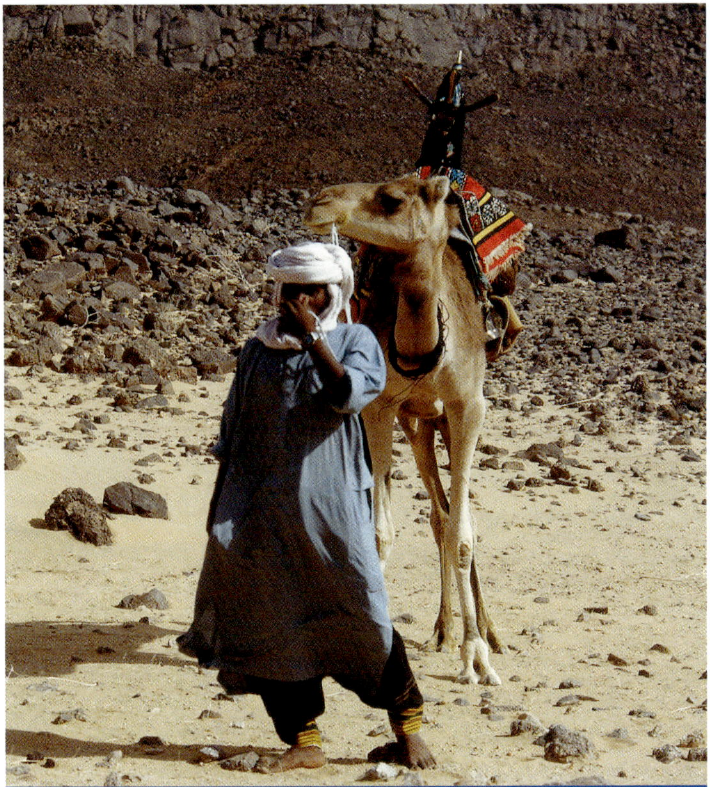

»Wo Gefahr ist, wächst das Rettende auch.«

FRIEDRICH HÖLDERLIN

Überall, wo Menschen gut »überwintert« haben, gibt es alles, was das Immunsystem auch in Grippezeiten benötigt.
Sauerkraut, Hagebutten und Äpfel lieferten unseren Vorfahren in Winterzeiten das tägliche Vitamin C, in der Gerste fanden sie Selen, im Vollkorn Zink, Vitamin E und Spurenelemente, ja sogar Entspannung bekamen sie aus dem so genannten »plentenen Mus« (Buchweizen) am Abend.
Diese Nahrungsmittel sind ein bunter Reigen, der in unseren Zeiten noch mit Möglichkeiten aus der ganzen Welt erweitert und bereichert werden kann. Mit diesen Tipps wird Jung und Alt fit durch den Winter kommen!

Das Kamel – die chinesische Prophylaxe

Was hat Gesundbleiben in Grippezeiten mit einer Öllampe und einem Kamel zu tun?
Voll »Sonnenkraft und Sommersaft« kommen wir im Herbst an. Genau diese Sonnenwärme, diese Gesundheit und dieses Körpergefühl möchten wir für uns in den Winter hinein retten.

Aber! – **Alle Jahre wieder ... kommt zur Menschensippe ... eine Wintergrippe ...**
Heuer werden wir mit dieser Sammlung wirksamer, unschädlicher und für jeden leicht ausführbarer Tipps

dem Grippchen ein Schnippchen schlagen!

Dem Grippchen schlagen wir ein Schnippchen!

Ein arabisches Sprichwort sagt:

»Allah schenkt sehr vielen ein Kamel,
aber anbinden, damit es nicht davonläuft,
müssen die Menschen es schon selbst!«

Im alten China bestand die Hauptbeschäftigung der Ärzte in der Prophylaxe, dem Anbinden des »Kamels«, das der Gesundheit entspricht.

Die chinesische Prophylaxe

Der chinesische »Hausarzt« kam ein bis zwei Mal im Jahr ungerufen ins Haus. Er lebte ein bis zwei Tage mit und in der Familie und beobachtete alle. Aus den Reaktionen der Menschen im Alltag zog er seine Schlüsse auf ihre zukünftigen Krankheiten. Dem Hektiker verordnete er 20 Minuten Entspannungsübungen, auch wenn es ein Kind war, dem Faulen Bewegungsübungen, dem Feinschmecker einen Diättag, dem Galligen Leberkräuter usw. Dafür kassierte er sein Jahresgehalt.
Erkrankte ein Familienmitglied trotz seiner vorbeugenden Kuren und Ratschläge, bezahlte ihn die gesamte Sippe nicht mehr. Starb ein Familienmitglied an einer Krankheit, stellten die Angehörigen vor dem Haus des Arztes eine brennende Öllampe auf.
Der Arzt, vor dessen Haus viele Lichter brannten, hatte bald keine Patienten mehr – eine einfache und zwingende Art, die

Ärzte zu guter Beobachtung und zu einer individuellen Krankheitsvorsorge zu bringen.

Bei uns kommt kein Arzt mit Ruhe, Muße und Ratschlag zur Gesundenvorsorge ins Haus, und wir selbst gehen erst zu ihm, wenn wir krank sind. Genau dann, in Grippezeiten, hat der Arzt wenig Zeit für die **Kamelanbinder, die Gesundheitswilligen,** die sich im überfüllten Wartezimmer, im Virenbeschuss der hustenden und schnäuzenden Kranken kaum noch ihre Gesundheit bewahren können.
Aus diesem Grunde packen wir's einfach selber an; wir binden unser Kamel fest an uns, und zwar speziell dann, wenn rund um uns Grippe-Alarm ist!

Steckbrief der Grippeviren

Klein, aber oho schleichen sie sich über unsere Nasen-, Augen- und Mundschleimhaut ein und beginnen dort und in Richtung Bronchien sofort »fröhliche Urstände«, das heißt, sie vermehren sich fidel – nach dem Prinzip: Aus 1 mach 16 Millionen!

Das Hexeneinmaleins: Aus 1 mach 16 Millionen!

Viren vermehren sich in den befallenen Zellen ungefähr alle 20 Minuten! So können aus einem Virus in 24 Stunden ca. 16 Millionen Viren entstehen!

Erreger: Influenzaviren der Gruppe A, B, C, Rhinoviren u. a., dazu kommen oft Bakterien wie Staphylo- und Streptokokken. Inzwischen kennen wir über 200 Viren.

Eintrittspforte für die Viren

Eintrittspforte: Nur (!) die Nasen-, Mund- und Augenschleimhaut (Achtung auf »infizierte« Hände!).
Übertragung: Tröpfchen-Kontaktinfektion über Mund-, Nasen- und Augenschleimhaut.
Inkubation: 24–72 Stunden, in denen sich das Virus in unseren Zellen vermehrt und zugleich die Epithelien der Schleimhäute von Nase und Bronchien angreift. Damit können Virentoxine und zusätzlich Bakterien in den Körper eindringen.
Symptome: Plötzlicher Beginn, brennendes Gefühl in der Nase, wässriger Rinnschnupfen, gefolgt von Niesen und Zerschlagenheitsgefühl, später eitriger oder auch zähflüssiger Schleim, oft begleitet von hohem Fieber, Frösteln, Rachenschmerzen, Heiserkeit, Husten, Kopf-, Glieder-, Muskel- und Kreuzschmerzen.

Komplikationen: Gelenks-, Lungen-, Rippfell-, Herzmuskel-, Ohren-, Stirnhöhlen- und Kieferentzündungen, Bronchitis, Asthma, Meningitis, Streptokokkenangina, Herz-Kreislauf-Versagen, Nierenkrankheit, Kollaps und Nervenentzündungen. Besonders bei älteren Patienten kommt es oft durch zusätzliches Eindringen von Bakterien zu Lungen-Rippfell-Entzündungen (80 Prozent der Grippetoten).

Dauer der Erkrankung: ohne Komplikationen 4–8 Tage mit einer relativ langen Regenerations- oder Erholungsdauer.

Gripppe ist 4–8 Tage Krankheit mit 8–24 Tagen Erholung.

Diagnosemöglichkeiten: Im Blutbild kommt es zur Verminderung einer Fraktion der weißen Blutkörperchen und zur Vermehrung der Lymphozyten. Der Antikörpernachweis im Blut ist meistens erst nach 10 bis 14 Tagen möglich. Ein Rachenabstrich wird bei belegten, eitrigen Mandeln durchgeführt, weil eine zusätzliche bakterielle Infektion durch Streptokokken besonders für Kinder gefährlich sein kann.

Woher kommt das Grippevirus?

Die Verursacher sind weltweit dieselben Viren. Es gibt das A-, das B- und das C-Virus. Das C-Virus ist derzeit nicht gefährlich, dafür aber das B- und das A-Virus, meist als H_3N_2 bekannt. Diese Viren tauchen jedes Jahr in einer anderen Form auf, das heißt, sie mutieren, sie »verkleiden« sich. Speziell bei Flugreisen werden sie im »Huckepack« mitgenommen, über Umluft im Flugzeug und über Hotelklimaanlagen verteilt und wieder verändert.

Der Mensch scheint nach derzeitigem Forschungsstand bei der **Veränderung der Viren zur Bösartigkeit** nicht ganz unschuldig zu sein. Die größte Epidemie der Menschheitsgeschichte, mit viel mehr Toten als bei Pest, Cholera, Typhus usw., war mit weltweit über 40 Millionen registrierten Todesopfern (darüber hinaus wurden noch viele Tote nicht als Grippe-, sondern als Lungenentzündungs-, Herz- und Kreislaufopfer eingetragen) die **Spanische Grippe** der Jahre 1918/19. Sie kam mit den amerikanischen Soldaten 1918 nach Spanien. Die amerikanischen Tierärzte hatten kurz zuvor eine schreckliche, noch nie da gewesene Schweinegrippe beschrieben, bei der in den **Mastbetrieben** der USA die **Schweine** mit tränenden Augen, triefenden Rüsseln und hohem Fieber nach wenigen Stunden tot umfielen. Dieselben Symptome und denselben rasanten Verlauf mit Tod innerhalb von Stunden nahm die Grippe damals auch bei vielen Menschen. Das Schweinegrippevirus wurde

Die bösartigsten Grippeviren stammen aus den Zucht- und Mastbetrieben.

erst viel später aus eingefrorenen Leichen des Ersten Weltkriegs isoliert. In Hongkong gab es 1997 das Influenza-A-Virus, H_5N_1, ein Affengrippevirus, das gerade noch, bevor es seinen Krankheits-Siegeszug um die Welt beginnen konnte, durch das Töten von vielen **Affen** gestoppt werden konnte.
Die bedeutendsten Virologen der Welt, so auch Professor Robert Webster, der Fachmann der WHO (Weltgesundheitsorganisation) für Influenzaviren, fanden den Ursprung der 1957/58 weltweit verbreiteten **Asiatischen Grippe** und der 1968/69 grassierenden **Hongkong-Grippe** in Viren der **Zuchthühner** in Hongkong. Seither werden täglich ab 4 Uhr früh bei den nach Hongkong eingelieferten Geflügelsorten Stichproben mit Grippeschnelltests vorgenommen. Im Jahre 1997 wäre es beinahe wieder zu einer weltweiten Epidemie gekommen, wenn man in Hongkong nicht über 1.200.000 Hühner und mehr als 400.000 Vögel (Wachteln) in den Zuchtfarmen geschlachtet hätte. Die Grippe-Impfstoffe werden, wenn nicht gentechnologisch erzeugt, derzeit noch auf Hühnereiweiß aus den Farmen gezüchtet.

Welche »Komplizen« hat die Grippe?

Die Grippe-komplizen

1. Kälte und Durchnässung. Kälte und Durchnässung sind Mithelfer der Grippeviren, aber nicht die einzigen Ursachen für Grippe, sonst gäbe es in kalten Regionen Dauer-Grippeepidemien, was aber nicht der Fall ist. Belastender ist, dass wir uns wegen der Kälte verstärkt in warmen und oft auch überheizten, geschlossenen Räumen aufhalten.
2. Überheizte, geschlossene Räume. In früheren Zeiten wurde meistens nur ein Raum, die Küche, geheizt. Jedesmal beim Öffnen einer Tür und vor allem durch die schlecht dichtenden Fenster kam es automatisch zum Luftaustausch. Heute dagegen vermindert sich der Sauerstoffgehalt im Winter, ohne dass wir es bewusst bemerken. Studien belegen, dass besonders in Wohnungen von älteren Menschen, die Heizung sparen möchten, zu wenig gelüftet wird, was zum Teil ihre Anfälligkeit in Grippezeiten erklärt.

TIPP

Stündliches »Stoßlüften«: Wir setzen unsere Oma in eine geschützte Ecke, kippen das Fenster nicht, sondern öffnen zwei Fenster (Türen) und lassen es richtig durchziehen.

Der Verteidungswall

Weiters kommt es durch die warme Heizungsluft zur **Schleimhautaustrocknung.** Damit fällt der wichtigste Verteidigungsabwehrwall aus.
Durch Wärme steigt die Konzentration der **Innenraumgifte** an und bucht so manches Immunkonto total ab.
Durch die Heizung steigt unser **Flüssigkeitsbedarf;** oft sind wir es nicht gewöhnt, jede Stunde zu trinken. Unser Körper besteht zu 60–80 Prozent aus Wasser, und alle Vorgänge, auch die Immunabwehr, benötigen Flüssigkeit zum optimalen Funktionieren.
Im Winter rücken wir **näher zusammen,** z. B. im Theater, bei Konzerten, Vereinstreffen. Damit steigt die Möglichkeit der zwei Ansteckungswege: **Tröpfcheninfektion** und **Kontaktinfektion.**

Übertragungsmöglichkeiten

3. Tröpfcheninfektion → Abstand! Die schnellste Infektionsform, die Tröpfcheninfektion, geht über die Luft: Mit »Abstand leben« wir in Grippezeiten am besten und mit »Lüften, Lüften, Lüften«! Der Infizierte niest und »schenkt« so seinen Mitbewohnern und Mitarbeitern ganze Virenpopulationen – in feinsten Schleimtröpfchen verpackt. Diese Viren dringen über eine trockene Schleimhaut wie über eine heruntergelassene »Zugbrücke« in unseren Körper ein, besiedeln das eroberte Gebiet, die Schleimhautzellen, und beginnen dort sofort mit der Vermehrung.

TIPP

Mit etwas Abstand und mit Lüften leben wir in Grippezeiten am besten!

4. Kontaktinfektion → Hygiene! Es wurde nachgewiesen, dass Grippeviren Stunden bis Wochen an Gegenständen überleben können. Damit kann es, auch wenn der »Virenproduzent«, ein niesender, hustender Erkrankter, schon längst über alle Berge ist und sich womöglich schon wieder bester Gesundheit erfreut, noch zur Kontaktinfektion kommen. Wir werden nun öfters, speziell wenn jemand Grippesymptome zeigt, Telefonhörer, Lichtschalter, Kugelschreiber und Türgriffe reinigen, Hände waschen, Zahnbürsten-Razzia machen, uns ohne Tränen vom vertrauten »Bürstl« trennen und Handtücher und Waschlappen öfters wechseln.

Über versteckte Kameras beobachteten Forscher der Universität Wisconsin eine Gruppe von Menschen, denen die Hände so gefesselt waren, dass sie sich nicht ins Gesicht greifen konn-

ten. Eine zweite, nicht gefesselte Gruppe wurde wie die erste den Grippeviren ausgesetzt. Diese freihändige Gruppe fasste sich in der Regel **mindestens 15-mal pro Stunde unbewusst ins Gesicht, an Augen, Nase und Mund.** Von dieser Gruppe wurden über 90 Prozent krank, von der »gefesselten« Kontrollgruppe nur 20 Prozent. Ein jeder von uns kann sich so unbewusst immer wieder mit eigenen (!) und fremden Keimen anstecken. Wenn wir niesen, halten wir »wohlerzogen« die Hände vor den Mund. Dadurch werden sie mit Viren gespickt und für uns und andere eine Ansteckungsquelle. Andererseits können wir nicht die Mitmenschen mit unserem befreienden Niesen und den Virenpaketen »beglücken«.
Amerikanische Grippeforscher raten beim Niesen und Schnäuzen zu einem sofort zu entsorgenden Papiertaschentuch oder, wenn die Richtung »menschenfrei« ist, die Viren vom Herzen heraus ins Freie zu husten und zu niesen.
Hatschiiii!!! Wieder ein paar weniger! Wohl bekomm's! Gesundheit!

TIPP Hände waschen, Hände weg vom Gesicht!

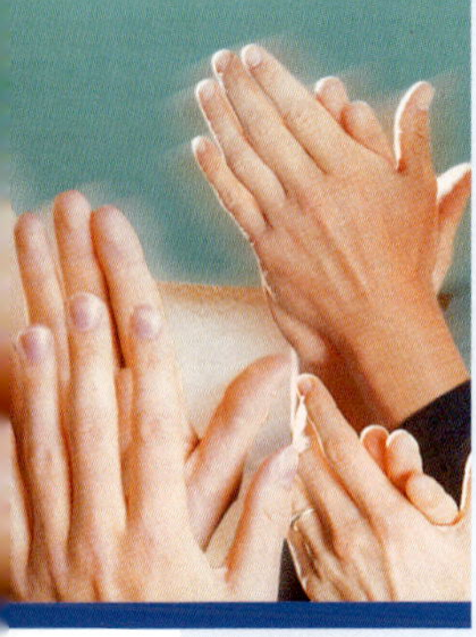

Hände waschen, Hände weg vom Gesicht!

Auf Händewaschen, Abstand und Hygiene kann nur verzichten, wer ein tolles Abwehrsystem geerbt hat!

Wir haben ja gehört, dass aus einem Virus in 24 Stunden ca. 16 Millionen Viren entstehen können!

1 Virus
↓
24 Stunden
↓
16 Millionen Viren

Warum stecken sich nicht alle an?

Bei einer echten Eroberung, einer Burgbesetzung, gehören, wie bei einem Streit, zwei dazu:
die Burg = unser Körper und der Feind = die Viren.
Die Burg, die sich wehrlos präsentiert, entspricht dem Körper, der alle Pforten offen hat und die Viren ohne Mühe hineinspazieren lässt. Louis Pasteur (1822–1895) entdeckte die Bakterien als Ursache von Milzbrand, Geflügelcholera und Schweinerotlauf. Er entwickelte, da er an die Bakterien als alleinige Ursache

jeder Infektion glaubte, entsprechende Impfstoffe. Er bemerkte, dass es immer wieder Menschen gab, die auch bei den schrecklichsten Epidemien nicht erkrankten. Dieser wohl berühmteste Bakteriologe erkannte, dass Bakterien und Viren zu Erkrankungen führen, aber nur bei einem entsprechend geschwächten, nicht abwehrbereiten Körper. Seufzend gestand er einmal:

Das Bakterium ist nichts, das Terrain ist alles!

Viren, Bakterien, Schimmelpilze und Epidemien gab es schon immer. Wir haben nie in einer sterilen Umgebung gelebt.
Den Ausschlag, ob wir erkranken oder nicht, gibt zum Großteil das Terrain, unsere Abwehr.
Das Terrain muss
1. eine entsprechende Öffnung haben und
2. einen für die Vermehrung günstigen Boden ohne Abwehr besitzen, damit der Mensch krank wird.

Unter Terrain verstand Pasteur und verstehen auch wir den Körper mit seinem Immunsystem.

Epidemien gab es schon immer, und immer gab es ein paar »Gesundbleiber« – warum?

Damit bestätigte Pasteur, was wir alle immer wieder erleben: Bei den gleichen Belastungen wie Kälte, verschnupfter Umgebung, Viren-Bakterien-Angriffen und Stress wird so mancher krank, und – verflixt! – so mancher bleibt aber in der schönsten Epidemie wie ein Fels in der Brandung stehen. Diese Menschen haben meistens die Eintrittspforte für die Viren, die Schleimhaut von Nase, Mund und Augen, gesund und feucht. Dazu kommt noch: Ihr Körperterrain ist abwehrbereit und die Immunkonten sind voll – voll manchmal durch Erbschaft (Gene), sehr oft aber durch kluges Essen, Bewegen, Abhärten, das heißt durch Planen, wie es später beschrieben wird.
Darum stecken sich nicht immer alle an!

Unser Körper – eine Burg
Unser Immunsystem – die Vorratskammern

Unser Körper ist wie eine Burg. Auf einer Burg gab es **Wachen,** die Alarm schlugen, wenn der Feind kam, es gab Vorratsräume, eine Wasserzisterne oder Wasserleitung. Außen wurde die Burg durch einen Wassergraben mit einer Zugbrücke geschützt. In jeder Burg gab es nur Leben, wenn Wasser vorhanden war, genauso ist es mit unserem Körper. **Wasser außen, Wasser innen**

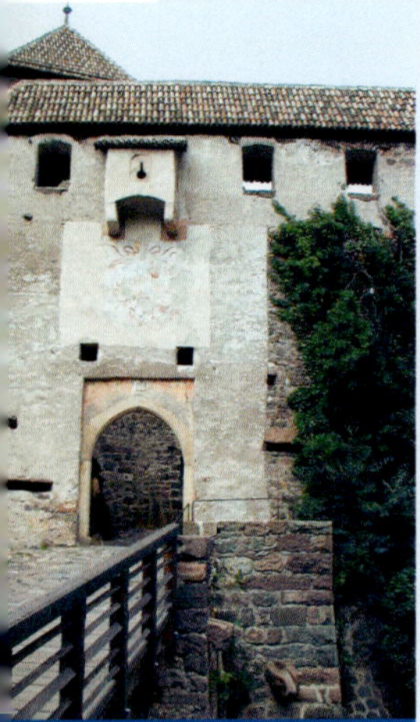

Unser Körper ist eine Burg – unsere Schleimhäute sind die Eintrittspforte, die Zugbrücke.

war der Lebensschutz damals und ist es auch heute für uns. Der äußere Wassergraben hinderte die Feinde am Eindringen. War die Zugbrücke hochgezogen, wurde entweder mit vielen Verlusten gestürmt (oft umsonst), oder es wurde gewartet, bis in der Burg die Vorräte aufgebraucht waren und die Burgherren sich notgedrungen ergaben, die Brücke herunterließen und das Tor öffneten.
Unsere **Zugbrücke sind die Schleimhäute.** Wie wir schon hörten, können Grippeviren nur über die Nasen-, Mund- und Augenschleimhäute in uns eindringen. Das sind die Eintrittspforten, die wir öffnen oder verschließen können. Sind die Schleimhäute wie bei einer Hundeschnauze, wie beim Bello, feucht, entspricht das einer hochgezogenen »Zugbrücke«. Die große Masse der Angreifer hat keine Chance.
Einzelne wagemutige Feinde drangen in früheren Zeiten durch den Wassergraben, erkletterten die Burgmauern und wurden dann, wenn sie keine Verstärkung bekamen, im Inneren der Burg »erledigt«. Über unsere feuchte Schleimhaut dringen nur einzelne Grippeviren in unseren Körper, in die Burg, dort sind dann die Wächter – unser Immunsystem –, die sie erledigen.

TIPP

Feuchte Nasenschleimhäute sind wie eine hochgezogene Zugbrücke, Viren gelangen nicht in die Burg, in unseren Körper! Also für feuchte »Bello-Schnauze« sorgen!

In Grippezeiten werden wir belagert, dafür benötigt unser Immunsystem Vorräte. Statt **Vorratskammern haben wir heute Konten,** von denen wir uns bei Bedarf etwas holen können, wenn – ja wenn wir vorher gespart und eingezahlt haben!
Im Winter werden wir uns mit Folgendem beschäftigen müssen:

- den Wächtern, den Vitaminen, den Spurenelementen,
- der Zugbrücke, der Schleimhaut,
- den Vorratskammern, den Abwehr-Konten.

noch o.k. *o.k. bleiben*

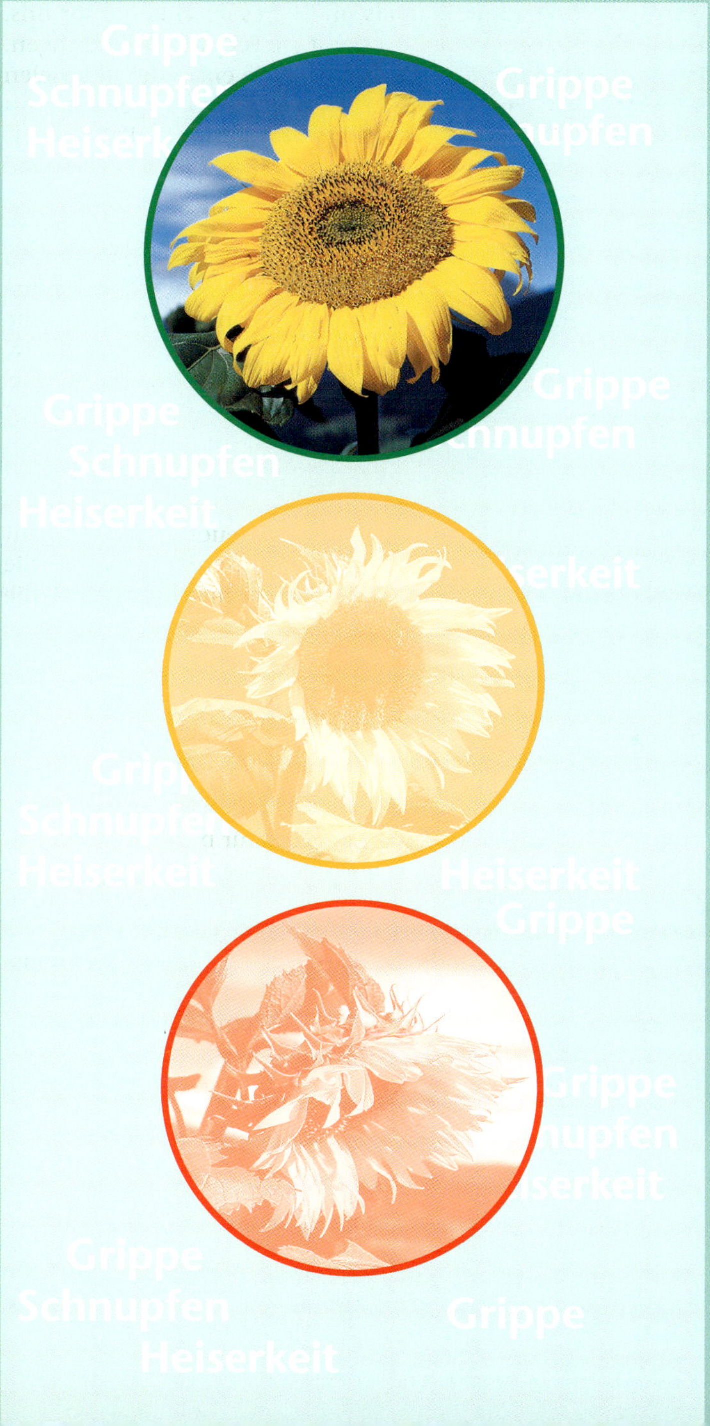

Noch o. k. – o. k. bleiben

mit B – Bodyguards, mit 7 x AAAAAAA Abwehr-Immun-Konten

Na, wie geht's?

Zwar fragen uns Bekannte stets,
Wenn sie uns treffen:
»Na, wie geht's?«
Doch warten sie so lange nie,
Bis wir es sagen könnten, wie.
Wir stellen drum statt langer Klage
Sofort die kurze Gegenfrage.
Dann ziehen höflich wir den Hut
Und sagen beide: »Danke, gut!«
Wir scheiden, ohne uns zu grollen –
Weil wir's ja gar nicht wissen wollen.

EUGEN ROTH

Der Schlaumeier bleibt auch in Grippezeiten o. k.

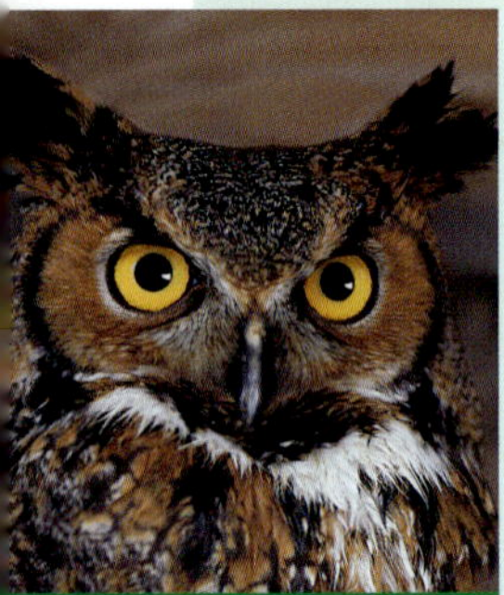

Danke, gut! Das möchten wir in Grippezeiten aus vollem Herzen sagen können.

Was tut der »noch« gesunde Schlaumeier, solange er o. k. ist?

Er überprüft, ob das Kamel, seine Gesundheit, gut angebunden ist, und lässt es zur Vorsicht noch zusätzlich von **Leibwächtern (Bodyguards)** bewachen. Der Großteil dieser Leibwächter ist von der Natur für uns vorgeplant.
Es war wohl der liebe Gott, der neben den vielen Heilpflanzen jedem Kontinent noch extra ein speziell wichtiges Pflänzchen für das menschliche Immunsystem und die Abwehrkräfte gab. Bei uns ist es die **Mistel,** in Nordamerika der **Sonnenhut,** die Echinacea, in Südamerika und in Afrika der **Aloekaktus,** in Asien die **Taigawurzel,** der Eleuterococcus.
Am besten lassen wir uns alle vier Pflanzen in einem Grippecocktail zusammenmischen.

TIPP Kein Winter, keine Grippezeit ohne Sonnenhut (= Echinacea)!

Da aber auch ein gut bewachtes Kamel krank werden kann, denkt unser »Schlaumeier« nicht nur an den äußeren, sondern auch an den inneren Schutz, an das Immunsystem. Er weiß, dass es für seine uns schützende Arbeit Tag und Nacht Energie benötigt. In Grippezeiten muss noch mehr Abwehrenergie, nennen wir es Kapital, vorhanden sein. Sein Immunsystem steht im Winter vor großen **Verteidigungsinvestitionen,** deshalb beschließt er, **Vorräte** anzulegen. Darüber hinaus tätigt er verstärkt Einlagen und weniger Ausgaben auf den **Abwehrbank-Konten.**

Wie unser »weiser Schlaumeier« besorgen wir uns jetzt
1. Bodyguards (Leibwächter), um uns dann
2. die Abwehr-Konten, unsere Vorräte, anzusehen.

Wir benötigen 1. Bodyguards, 2. Abwehr-Konten, unsere Vorräte.

1. Wir besorgen uns Bodyguards (Leibwächter)

Woher droht Gefahr? Millionen Winzlinge sind im Anmarsch, und viele Winzlinge können, wie die Zwerge in »Gullivers Reisen«, einen Menschen zu Fall bringen. Unsere **Bodyguards (Leibwächter)** müssen deshalb sofort beim ersten internationalen Grippe-Alarm **immer um uns sein, in der Wohnung und im Büro!**

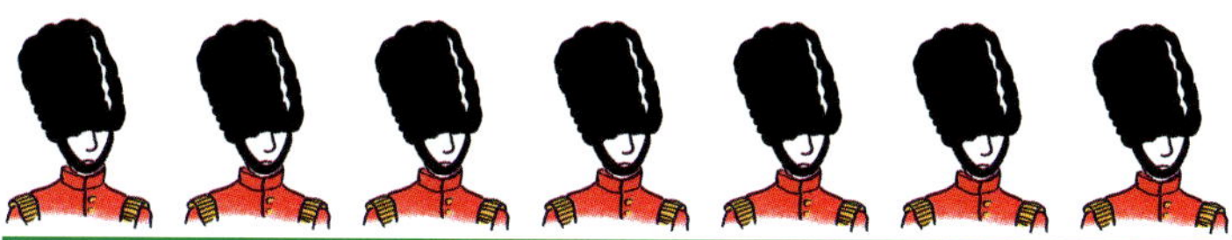

Bodyguards, Leibwächter aus Apotheke oder Reformhaus

✗ = doppelt: für zu Hause, für unterwegs, als Bürodepot

1. ✗ **Koch-** oder **Meersalznasentropfen** in physiologischer Lösung; für unterwegs gibt es Einzeldosen
✗ **Ringelblumensalbe** oder **Nasenöl** (Weleda), **kaltgepresstes Sonnenblumenöl** (Reformhaus)
2. ✗ **Echinacea, Eleuterococcus, Aloe** (nicht für Schwangere!), **Misteltropfen** als Mischung
Esberitox = Echinaceatabletten (D) für unterwegs
3. ✗ **Vitamin C mit Calcium,** als Pulver, für unterwegs besser in Kapseln zu 500 mg (Vitamin C ist eine Säure, die mit Calcium verbunden ein basisches Präparat ergibt)
4. **Magnesiumorotat** 500 mg (nicht bei Nierenkrankheit)
Zinkorotat 40 mg
Selenmethionin 50 µg (Mikrogramm)
Magnesium, Zink und Selen gibt es auch als Kombinationspräparat. Selen ist auch in der Alge Spirulina enthalten.

Das Rundumpaket

Zusätzliches vorsorgendes Rundumpaket

Symbioflor 1, ein Darmbakterienpräparat
Oscilloccinum 200 K (Boiron), eine homöopathische Impfung
✗ **Flechtenhonigsirup** (Weleda), das ist Isländisch Moos, ein natürliches Antibiotikum, der »Grippe-Aperitif«
Vitamine A, E, B – ein Multivitaminpräparat, keine künstliche Brause! (Achtung! Allergien auf Aromen und Farbstoffe möglich)
✗ **Honig, Bienenwaben, Propolis**
✗ **Ingwerwurzel,** ✗ **Ginsengtropfen,** Zauberwurzeltropfen
Ritterkaugummi (getrocknete **Wacholderbeeren** und **Hagebuttenschalen)**
Sanddorntinktur, Sanddornsaft ➡ S. 76
Ein Knäuel ungewaschener **Naturwolle,** ein **Seidentuch** für Hals- oder Brustwickel
Jodtinktur, Entsäuerungs-, Schnupfen-, Husten- und Schwitztee
Inhalationsöl: Eukalyptus-, Kiefern-, Latschen-, Pfefferminzöl
Homöopathische Hausapotheke ➡ **Homöopathie,** S. 88

Ginseng, die Zauberwurzel

Ist die Grippe keine Fata Morgana mehr, werden wir uns zu Hause ein Grippebodyguard-(Leibwächter-)Körbchen und auch im Büro ein Bürodepot herrichten.

Das Bürodepot

Das Bürodepot

1. **Koch**- oder **Meersalznasentropfen**
2. **Echinacea, Eleuterococcus, Aloe** (nicht für Schwangere!), **Misteltropfen** als Mischung oder **Esberitox** = Echinaceatabletten (D)
3. **Vitamin C mit Calcium:** Pulver oder Kapseln

EVENTUELL

4. **Ringelblumensalbe** oder **Nasenöl** (Weleda)
Ingwerwurzel, Honig, Schnupfentee und Ritterkaugummi (getrocknete **Wacholderbeeren** und **Hagebuttenschalen)**

TIPP Hals-, Grippe- und Kopfschmerzen werden in der chinesischen Medizin hauptsächlich über den Darm und die Lunge behandelt. Für Stuhlgang sorgen und verstärkt aus- und einatmen!

Rückt uns die Grippe mit schnäuzenden, niesenden, hustenden Zeitgenossen näher und näher, stellen wir unsere Leibwächter um uns herum und beginnen unseren Schutz.

Was einnehmen?

TÄGLICH

- ✔ **Grippebodyguard – Schnüffeln:** Wir stärken die Burgabwehr, die Schleimhaut, die einzige Viren-Eintrittspforte, beim Waschen, indem wir Koch- oder Meersalznasentropfen in die Nase hochschnüffeln. Anschließend tupfen wir Ringelblumensalbe oder Nasenöl als Schleimhautschutz hinein. Damit sich alles gut verteilt, drücken wir die Nasenflügel einen Moment lang zusammen. Zur Not benutzen wir Speichel. Damit ist die Zugbrücke für die Grippeviren einstweilen hochgezogen.
- ✔ **Mundatmung möglichst vermeiden!**
- ✔ **Grippebodyguard – Spülung:** Die Burgabwehr im Mundbereich wird morgens und abends durch Öl ziehen gereinigt und gestärkt. ➡ **Öl ziehen,** S. 89
- ✔ **Grippebodyguard:** Vitamin C muss um uns sein. Entweder aus Äpfeln, Sanddorn, Tee aus selbst gepflückten Hagebutten, Kiwis, Sauerkirschen, Orangen, Zitronensaft, Sauerkraut oder morgens Vitamin C mit Calcium, 1 Messerspitze (= ca. 1/4 TL).
- ✔ **Symbioflor 1:** 3-mal 20 Tropfen vor dem Essen, die Darmkur
- ✔ **Ritterkaugummi:** täglich 3 getrocknete Hagebuttenschalen, 3 Wacholderbeeren, **Bienenwaben** kauen, 1 TL
- ✔ **Honig**

EINMAL WÖCHENTLICH, Z. B. SONNTAGS

- ✔ **»Grippebodyguard«:** je 1 Zinkorotat 40 mg, 1 Selenmethionin 50 µq (Mikrogramm), 1 Magnesiumorotat 500 mg (nicht bei Nierenkrankheit) einzeln oder alle drei als Kombinationspräparat in einer Kapsel
- ✔ **Vitamine** A, E, B, am besten 1 Multivitamintablette

EINMAL MONATLICH

- ✔ **Grippeimpfung, homöopathisch,** ab Oktober oder ab Grippealarm einmal im Monat morgens nüchtern ein ganzes Döschen Oscillococcinum 200 K lutschen
- ✔ **Jodtinktur,** wenn keine Schilddrüsenerkrankung (Kropf) vorliegt: 1-mal im Monat 1 (!) Tropfen in 1/2 Glas Wasser, das Rezept unserer Vorfahren, trinken

Die Bodyguards ermöglichen unsere Lebensmelodie.

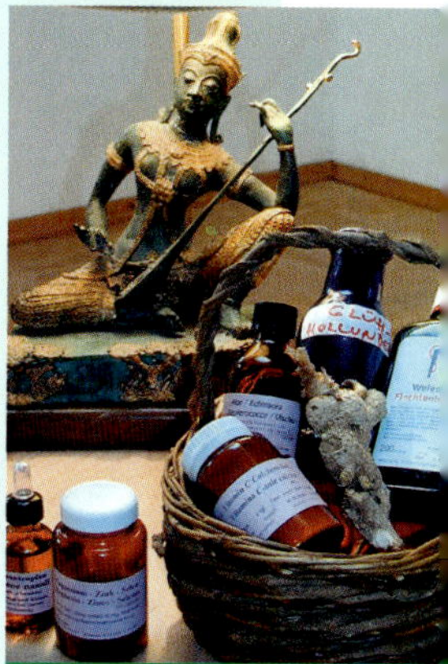

Bodyguards aus der Natur

TÄGLICH JE EIN NAHRUNGSMITTEL

- ✔ **Vitamin C** (Immunsystem): Äpfel, Orange, Zitrone, Sanddorn, Acerolakirschen (Sauerkirschen), Sauerkraut, Hagebutten, Holunderbeeren, Schwarze Johannisbeeren, Kiwis, Kartoffeln, Kohl
- ✔ **Vitamin A** (Schleimhaut): Karotten (auch Saft), Tomaten, Brokkoli, Eigelb, Fisch, Butter
- ✔ **Vitamin E** (Regeneration): Weizenkeimöl (2 TL täglich = Tagesdosis), Weizenkeimlinge, Vollkorn, Eigelb
- ✔ **Vitamin D** (Knochen): 20 Minuten Sonnen- oder auch nur Tageslicht reichen schon, sonst finden wir es im Eigelb, in der Butter, im Lebertran.

WÖCHENTLICH JE EIN NAHRUNGSMITTEL

- ✔ **Zink** (Immunsystem): Naturreis, Weizenkleie, Vollkorn, Weizengrassaft, Kürbiskerne, Austern, Eier, Fleisch
- ✔ **Selen** (Immunsystem): Gerste, Fisch, Fleisch, Weizengrassaft
- ✔ **Weizengrassaft:** Aus den USA kommt der giftgrüne Powerdrink der Stars wie Madonna und Meg Ryan; er ist ein Cocktail aus Vitaminen, Enzymen, Spurenelementen; erhältlich als Saft, Pulver oder aus der eigenen Weizengrasernte.

EINMAL IM HERBST

- ✔ **»Sissi«-Molkekur:** Sie regeneriert die Darmflora, die ein Teil des Immunsystems ist.

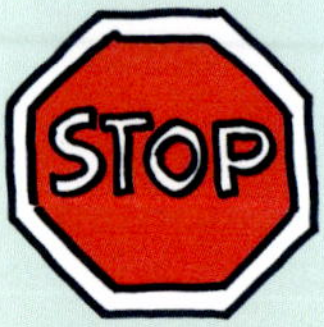

Stop den Viren

Ein bisschen mehr ...

Mit dem **Schnüffeln und dem Ölziehen** ziehen wir unsere Schleimhaut-**Zugbrücke** hoch. »Kein Eintritt« steht für Grippeviren deutlich leserlich am verschlossenen **Schleimhaut-Tor.** Das Vitamin C liefert uns zusätzliche Abwehrkraft.
Der beste Leibwächter, die beste Burgmauer und die hochgezogene Zugbrücke helfen auf Dauer allerdings nicht, wenn wir keine Nahrung für Körper und Seele in die Burg hineinbringen; dann werden wir uns, wie so manch gut geschützter, aber halb verhungerter Burgherr, ergeben müssen!
Wir brauchen »ein bisschen mehr« als nur den Schutz!

noch o. k. *o. k. bleiben*

Niemand kann uns vor Kapitulation und einem Konkurs schützen, wenn von unserem Immunkonto täglich von einer niesenden und hustenden Umgebung horrende Summen abgebucht werden! Deshalb füllen wir schleunigst unsere **»Burgvorräte«** auf, oder besser gesagt, wir zahlen ein bisschen mehr auf unsere **Konten** ein!
Der berühmte griechische Arzt Galen schätzte die Heilkraft unserer Natur und unseres Immunsystems sehr hoch ein, natürlich nur, wenn wir beide schützen, unterstützen und immer wieder »ein bisschen mehr« auf die 7 Abwehr-Konten einzahlen!

»Die Natur als Arzt ist einmalig.
Sie heilt zwei Drittel aller Krankheiten
und spricht nie abfällig über die Kollegen.«

GALEN

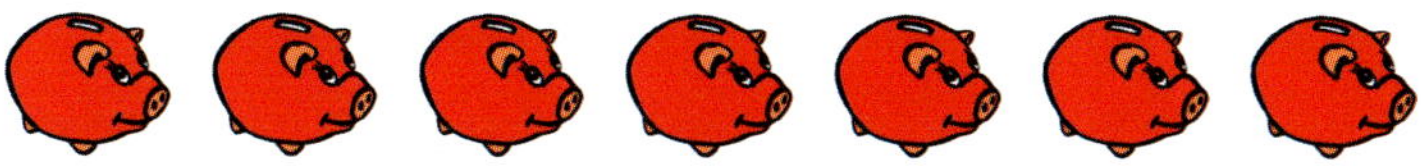

Was tun?

Wir haben 7 Abwehr-Immun-Konten

In Grippezeiten werden wir

auf jedes Konto »ein bisschen mehr« einzahlen,
das zahlt sich aus!

Diese »Mehreinlage« lässt sich wunderbar während des Tagesablaufs auf folgenden Konten erledigen:

1. **Atem-, Sport-Konto**
2. **Abhärtungs-, Wasser-, Schleimhaut-Konto**
3. **Antibiotika-, Abwehrstoff-Konto**
4. **Aufbau-, Ampeldiät-Konto**
5. **Abgabe-, Entgiftungs-Konto**
6. **Ah, wie fein – das Seelen- und Freude-Konto**
7. **Ausruh-, Regenerations-Konto**

Noch sind wir gesund und fidel!
Wir haben noch viel Kraft und Möglichkeiten,
für unsere Grippe-Konten etwas zu erarbeiten
und zu ersparen.

Das Marsch-
frühstück

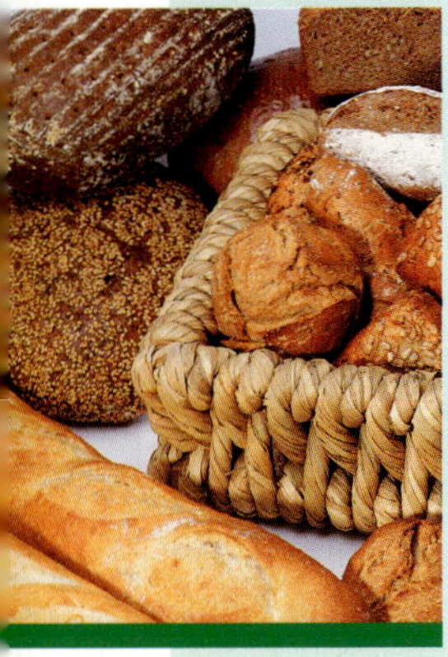

Fühlen wir uns nicht wohl, steigt in uns die Frage auf: »Grippe, bist Du 's?« Und sehr oft wird die indignierte Stimme unseres Körpers zu hören sein: »Red keinen Unsinn, lach wieder einmal, kneipp, geh früher schlafen, iss dein Vollkorn-Marschfrühstück und etwas Ampeldiät, freu dich wieder einmal und ruh dich mittags aus, dann bist du o. k.!«
Jeder von uns hat ihn, den kleinen **Bequemlichkeits-Schweinehund,** der nur aus Ausreden besteht. Je öfter wir ihm zuhören, umso größer und trickreicher wird er: »Für Sport, na, na, da bin ich heute zu müde, bei diesem Wetter kann es ja nicht gesund sein, aus dem Haus zu gehen; eigentlich muss ich nicht gerade heute gesund essen; bei so einem Fernsehprogramm werde ich halt morgen früher ins Bett gehen ...«
Nicht hinhören und die Abwehr-Konten in Schuss bringen!
Die **Abwehr-Konten** sind, wie alle Bankkonten, zum Großteil einer **Öffnungszeit** unterworfen. Das Immunsystem holt am Morgen tief Luft, steigt an, stärkt sich, fällt nach 13 Uhr ab und benötigt zu dieser Zeit eine dringende **Siesta-Einlage,** um mit neuem Schwung bis zum Abend durchzuhalten.

TIPP Unsere Mittags-Siesta, unser »Mittagsnickerchen«, gibt unserer Immunschaukel einen großen Schwung nach oben! Schon zehn Minuten liegen bewirken etwas!

Ein bisschen mehr »am Konto« hilft schon viel mehr.

1. Unsere Bodyguards sind fix angestellt!
2. Nun widmen wir uns den 7 Abwehr-Konten.

Wer ein tolles Erbe, ein besonders gutes Immunsystem, auf seinem Abwehr-Konto liegen hat, kann sich im wahrsten Sinn des Wortes etwas leisten, kann großzügig sein und muss in Grippezeiten nicht so »knausern«. Wissen wir jedoch, wie viel Energie die Grippe abbuchen wird? Besser ist vorzusorgen, das Kamel, die Gesundheit, anzubinden, mit »ein bisschen mehr«, ein paar zusätzlichen Einlagen auf den Immun-Konten.

TIPP Das Immunsystem braucht in Grippezeiten »ein bisschen mehr« an ganz normalen Dingen wie Atmen, Lachen, Kneippen, Bewegen, Ampeldiät, Vollkorn, Trinken, Entgiften, Freude, Zärtlichkeit, Ruhe!

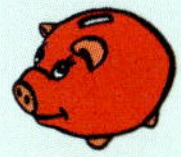

1. Das Atem- und Sport-Konto

Atem = Leben = Gesundheit
Dieses Abwehr-Konto benötigt drei »Ein bisschen mehr«-Einzahlungen:

a Atmen **b Yoga** **c Sport**

Gemeinsam und fidel: raus aus dem Haus!

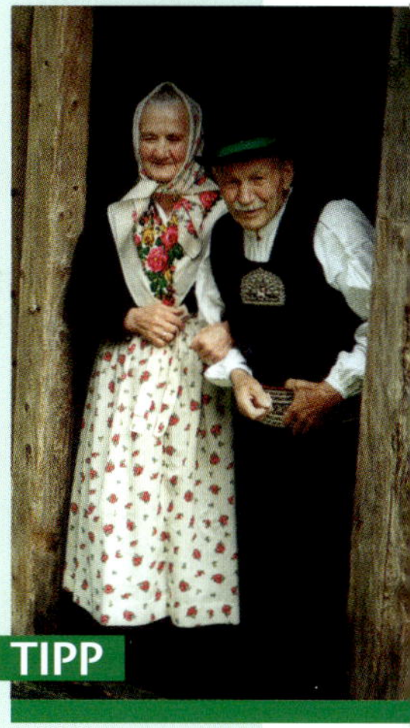

a Atmen

Hurra, hier bringen Lachen und das Einfachste der Welt – das Atmen – Kapital. Das ist das einzige Konto, das wir immer und überall mit ein **paar Atemzügen,** mit Seufzen, Gähnen, Singen und vor allem mit Lachen schon ins Plus bringen können. Mit ein paar Tönen, wie »HMMM«, ein von tief innen heraus intoniertes »Schuuuuuft« (wenn's gerade passt) oder »AAAOOOO-UUUMMM« ... oder, wie der Patient weiter unten, mit Zischen tätigen wir leichte und überall praktizierbare Einzahlungen auf unser Atem-Sparkonto.
Dazu noch stündlich lüften und täglich mindestens **20 Minuten »raus aus dem Haus«** zum nicht zu flotten, fast gemütlichen Sport! Wir können auch zu Fuß oder mit dem Rad zur Arbeit kommen!

TIPP

Frische Luft = die schnellste und billigste Immun-Einlage
Lachen = die einfachste und lustigste Immun-Einlage

Die chinesischen Kaiser sandten bei Epidemien, in Ermangelung von Pflanzenmedikamenten, ihre »Weisen« in die Dörfer. Das waren ältere Männer, die sich auf den Marktplatz stellten und einfach lachten, was mit der Zeit wirklich lächerlich wurde und die Bevölkerung zum Mitlachen brachte.

Forscher fanden bei Lachenden ein »Lachhormon«, das anregend auf das Immunsystem wirkt. Die chinesischen Kaiser hatten also Recht.

Der Förster erzählt Witze im Wirtshaus. Die Burschen wiehern. Nur der als Wilderer bekannte Bauer verzieht keine Miene. Nachdem der Förster das Gasthaus verlassen hat, beginnt der Wilderer zu lachen. Ein Kollege tippt ihm eindeutig aufs Hirn, da meint er: »I mag den Kerl nicht, i lach über seine Witze erst jetzt, weil er furt is.«

Hauptsache lachen, wann, das ist nicht vorgeschrieben.

TIPP

Lachen ist – immer und speziell in Grippezeiten – auch eine Medizin!

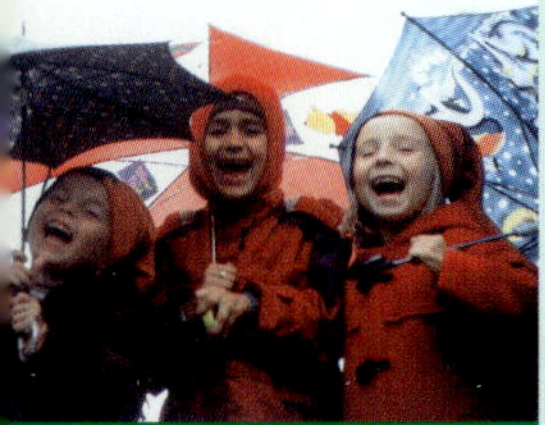

b Yoga-Übungen → **Yoga,** S. 93

Mit drei einfachen Yoga-Übungen, der »Ziehharmonika«, der »bequemen Kerze« und dem »Krampus-Zungenblecken«, haben wir drei gut wirkende Immuneinlagen, die während einer Grippe-Epidemie und generell im Winter jedem zu empfehlen sind.

TIPP

Das Fürchten lernen die Grippeviren durch die asiatische »Yoga-Kerze« mit Tiroler »Krampuszunge« und einem tief empfundenen, von einer langen Ausatmung getragenen »Schuuuuft-Gesang«.

Ein übermüdeter Arzt wurde in Grippezeiten zu einem Patienten gerufen. Ein augenscheinlich von Gesundheit strotzender junger Mann lag im Bett. Er zeigte überhaupt keine Krankheitsanzeichen, wohl aber beantwortete er jede Frage des Arztes mit einem lauten, langen Zischen: »Zscht hmhm, Zscht hmhm ...«, um dann seine Sätze wieder mit einem Zischen zu beenden. »Was soll denn das Zischen?«, fragte der Arzt. »Zscht hmhm, es vertreibt die Elefanten. Zscht hmhm.« »Welche Elefanten?« – »Zscht hmhm, die Elefanten, die Grippe haben und mich anstecken möchten. Zscht hmhm.« – »Da sind ja keine Elefanten! Und Grippe haben Sie auch keine!« – »Eben, zscht hmhm. Sehen Sie, wie 's hilft! Zscht hmhm.«

c Bewegung, ein flotter Spaziergang, Sport

TIPP

Jeder Zappler in frischer Luft ist besser als nichts, also »raus aus dem Haus«!

»Jede Bewegung, außer der zur Nahrungssuche und zur Fortpflanzung, ist pervers.«

Dieser Wiener »Schmäh« setzt recht angenehme Prioritäten und ignoriert dabei leider die enorm starke, positive Immunwirkung der »normalen«, nicht zur Fortpflanzung und Nahrungssuche notwendigen Bewegung.

Wichtig ist bei jedem »Zappler«, dass wir uns im aeroben Bereich bewegen. Studien ergaben, dass es bei einer Bewegung

von mindestens 20 Minuten mit einem Puls von maximal 140 je Minute zu einem Anstieg von Abwehrzellen kommt. Bei Probanden mit höheren Pulszahlen trat eine Verminderung von Abwehrzellen ein, was in vielen Fällen nach ein bis zwei Tagen zu Erkrankungen führte.
Ein zu hoher Puls öffnet ein »Körperfenster« für die Viren, für die Infektion, im englischen Sport als **Open window for infection** benannt. Das erklärt die Krankheitsanfälligkeit und die so genannte **Dienstagserkältung** vieler Sonntagssportler, die an einem Tag »alles zerreißen wollen«. ➠ **Sport**, S. 91

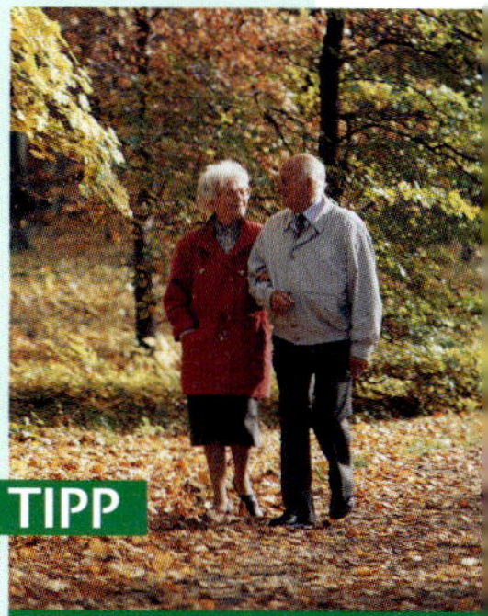

TIPP

Jeder Zappler ist besser als nichts.

Gemütlich gehen, laufen – ohne zu schnaufen – mit einem Lächeln und bei jedem Wetter!

denn

Gefährlich lebt,
wer sich nicht oder zu hektisch bewegt!

GUDRUN GSCHWENDT

Übrigens: Es gibt kein schlechtes Wetter, nur falsch gekleidete Menschen.

Kleider: Kein lauer Wind streichelt im Winter sanft unsere Haut, da umschmeicheln wir uns selbst am besten mit Seiden- oder Baumwollunterwäsche und für »Polarnächte« mit einer liebevollen Wollumhüllung. Am besten lassen wir keine oder nur selten Kunstfasern an uns heran. Bei den Schuhen möglichst Gummisohlen wählen, damit die Füße wärmer bleiben. Den Kopf, soweit nicht wie der biblische Samson mit einer Haarfülle gesegnet, bei Kälte bedecken, da uns sonst viel Aufheizenergie entzogen wird. Als Prinzip gilt: Nicht zu warm anziehen! Mit dem **Zwiebelschalensystem** können wir uns immer wieder durch Ausziehen einer Schicht der Umgebung anpassen, denn

Er-kält-ung kommt oft nach Über-wärm-ung.

Wir haben etwa 10-mal mehr »Kälterezeptoren, Kältemelder« auf der Haut als Wärmerezeptoren. Das bedeutet, die Gefahr, in unseren Breiten zu erfrieren, ist im Gegensatz zu Ötzis Zeiten relativ gering – eine Überwärmung dagegen mangels Wärmealarm ist leider immer wieder möglich und begünstigt eine Erkältung!

2. Das Abhärtungs- und Wasser-Konto

Dieses Abwehr-Konto benötigt drei »Ein bisschen mehr«-Einzahlungen:

a Wasser

b Trinken, Trinken, Trinken

c Schleimhautschutz

a Wasser

Tägliches Kneippen, Kaltduschen, Waschen und wöchentliche Sauna nicht vergessen.
Ein zweimaliger Wasserguss-Wechsel kalt–heiß, kalt–heiß beim Kneippen bringt laut Wörishofener Studien 15 bis 20 Prozent mehr Abwehrzellen.

TIPP Wasser außen, Wasser innen! Der stündliche Wasserschluck und Kneippen bewirken kleine Wunder!

Der stündliche Wassertrunk bewirkt kleine Wunder.

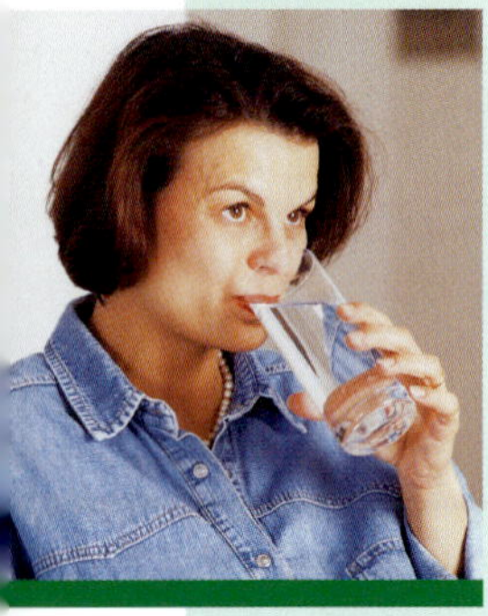

b Trinken, Trinken, Trinken
Jede Stunde ein halbes bis ein Glas (Wasser, Tee, Säfte)

Ein Münchner bestellt die neunte Maß. Der Preiß, der am Tisch sitzt, fragt: »Sie haben wohl sehr großen Durst?« – »Naa«, sagt der Münchner, »so weit lass i 's gar net kemma!« Preiß: »Sooo? Wir trinken nur, wenn wir Durst haben!« Der Bayer schaut ihn interessiert an und meint: »Wia 's Viech ...«

Auch wir lassen es nicht so weit kommen und **trinken stündlich.**

c Schleimhautschutz: Wir ziehen die Zugbrücke hoch, indem wir die schützende Burgabwehr, unsere Schleimhaut, behandeln. Sie erlaubt den Viren keinen Eintritt! Wir bringen Koch- oder Meersalznasentropfen, zur Not, wenn wir nichts anderes haben, auch Speichel, in die Nase ein, dann Ringelblumensalbe oder Nasenöl (Weleda) eintupfen. Drücken wir die Nasenflügel zusammen, verteilt sich alles besser. Mit kaltgepresstem Sonnenblumenöl stärken und entgiften wir die Mundschleimhaut. → **Öl ziehen,** S. 89

TIPP

Feuchte Nasenschleimhäute sind wie eine hochgezogene Zugbrücke; Viren gelangen nicht in die Burg, in unseren Körper! Also für eine feuchte »Bello-Hundeschnauze« sorgen!

Feuchte Nasenschleimhäute verhindern einen Virenangriff.

Die Medizinische Hochschule Hannover erbrachte den Nachweis: Nasenspülungen mit Salzlösung verhindern, dass sich in der Schleimhaut Krankheitserreger einnisten. Bundeswehrsoldaten mussten für die Studie täglich die Nase mit Salzlösung behandeln. Sie waren über den Winter deutlich weniger oft verschnupft als Nichtspüler. Zum Nachmachen: 1 Messerspitze Kochsalz in einem Glas warmen Wassers auflösen, ein Nasenloch zuhalten und die Lösung mit dem anderen aus einem schräg gehaltenen Glas einsaugen. Oder mit einer Pipette einträufeln, abrinnen lassen und 2- bis 3-mal wiederholen. Pipette anschließend waschen. Angenehmer geht es mit der vorgefertigten Salzlösung aus der Apotheke.

Abhärten: Durch Kältereize den Körper auf die Kälte vorbereiten, die Gefäße trainieren. Brust, Hals, Gesicht, Beine täglich morgens kalt abwaschen, anschließend herzwärts bürsten, den Brustkorb einölen, das ergibt eine wärmende, schützende Hülle. Achtung! Kalte Anwendungen nur auf warmem Körper, bei Unterkühlung heiß beginnen, dann **kalt–heiß–kalt!**

TIPP

Kühles Schlafzimmer (16, 17, 18 Grad); Sauna 1-mal in der Woche

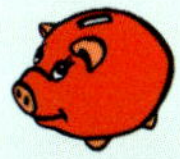

3. Das Abwehr-Antibiotika-Konto

Dieses Abwehr-Konto benötigt drei »Ein bisschen mehr«-Einzahlungen.

a Die »kleinen« natürlichen Superbomber aus unserer »Küchenapotheke«

b Die »großen« natürlichen Superbomber

c Antibiotika-Flechten

Die besten Antibiotika liegen im **Gemüse- und Gewürzkorb.** »Ohne viel Nebenwirkungen – ohne viel Wirkungen« sagen die Skeptiker. Aber seit die verschiedensten amerikanischen Universitäten immer wieder neue Studienergebnisse über die unterschiedlichen immunstimulierenden, viruziden und antibiotischen Wirkungen der Kräuter veröffentlichen, werden die

Oma-Rezepte immer aktueller. In den USA rollt z. B. derzeit die **Petersilie-, Bärlauch- und Korianderwelle.** Unsere Omas fühlten mehr, als sie wussten, warum sie z. B. bei schwer verdaulichen Wiener Schnitzeln Petersilie und Zitrone dazugaben! In den Tropen weiß man aus der Erfahrung vieler Generationen um die antibiotische Wirkung der Gewürze, der **berühmten »Scharfmacher«** wie **Cayennepfeffer, Paprika, Ingwer** und **Kurkuma.** In der tropischen Hitze vermehren sich Bakterien und Viren in den Speisen in Windeseile, die Gewürzzutaten reduzieren sie nachweislich.

Unsere Vorfahren haben ihre Grippegetränke wie Tee oder Grog immer sehr stark gewürzt. Vor allem **Zimt** zeigte sich vor kurzem in einer Studie als guter Viren- und Bakterienkiller.

Gewürze, die natürlichen Superbomber aus der Küchenapotheke

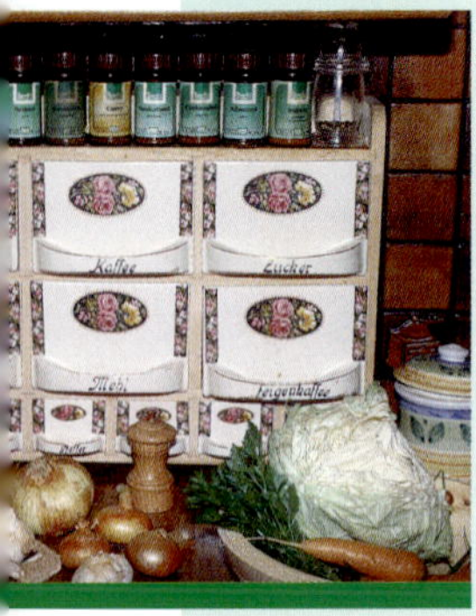

a Die »kleinen« natürlichen Superbomber aus unserer »Küchenapotheke«

Nach Paul W. Sherman von der Cornell University in Ithaca, New York, erzeugt eine Küchenkräutermischung eine bessere bakterien- und virentötende Wirkung als Einzelkräuter.

Bakterientötende, antibiotische Wirkung	
20–30 %	Zitrone
30–40 %	Pfeffer, Ingwer, Anis
40–50 %	Basilikum, Petersilie
50–60 %	Salbei, Koriander, Dill, Fenchel, Muskat
60–70 %	Minze, Kümmel
70–80 %	Rosmarin, Majoran, Peperoni, Senfkörner
80–90 %	Lorbeer, Zimt, Kreuzkümmel, Nelken, Estragon, Zitronengras
90–95 %	Thymian, Knoblauch, Zwiebel, Piment, Origano

TIPP In Grippezeiten sind Gewürze Gold wert!

Natürlich können wir nicht so stark würzen, dass ein 80-prozentiger, antibiotischer Erfolg eintritt, aber auch kleine Dosen wirken bakterien- und virenfeindlich. Meist haben die Gewürze über die antibiotische Wirkung hinaus noch spezifische

Wirkungen, z. B. wurden in der Kurkuma **entzündungshemmende** Substanzen, ähnlich dem Kortison gefunden, Chilischoten beinhalten **oxydationshemmende** Mittel **und lösen Schleim** in Lunge und Nebenhöhlen, zugleich wirken sie **schmerzstillend** und **abschwellend.**
In allen Gewürzen finden sich Mineralstoffe, sie sind nicht nur das **geschmackliche** Tüpfelchen auf dem »i« der Speisen, sondern sie schenken zusätzlich Gesundheit und Lebensfreude. Wie aus der Hexenküche verlautet, sind sie sogar für die **Lust** wichtig!

b Die »großen« natürlichen Superbomber, Antibiotika aus der Natur

Die zwei Wunderknaben Zwiebel und Knoblauch

Allicin	Knoblauch, Zwiebel
Senföle	Meerrettich, Senf, Zwiebel, Knoblauch, Kresse, Kohl, Lauch
Flavonoide	Obst, Gemüse, Getreide
Phenolkarbonsäure	Obst, Gemüse, Getreide
Purothionine	Weizen
Thiocyanate	alle Kohlarten, Sauerkraut

Kohl und Sauerkraut – die Gesundheitsweltmeister

Weitere natürliche Antibiotika sind: **Honig, Sauerkraut, Kresse, Grapefruit-, Teebaum-** und **Johanniskrautöl, Isländisch Moos, Preiselbeeren, Pflaumen, Süßholz.**
Honig ist ein uraltes Heilmittel. In Bayern weiß man, dass Imker durchschnittlich länger und gesünder leben.

TIPP Täglich 1 TL Honig schlecken und Bienenwaben kauen.

Der »Ritterkaugummi«

Wacholderbeeren mit Hagebuttenschalen (getrocknet) sind der so genannte »Ritterkaugummi«. Achtung! Von den Wacholderbeeren sollten wir nicht mehr als 3–4 täglich kauen, da sie die Niere reizen könnten.
Auch **Ananas** wirkt antiviral und entzündungshemmend. Ebenso haben **Heidel-, Erd-** und **Himbeeren** eine antivirale und aspirinähnliche Wirkung.

TIPP Täglich 1- bis 2-mal »Ritterkaugummi«: 3 Hagebuttenschalen plus 3 Wacholderbeeren plus Bienenwaben kauen.

Aus Asien kommt der **Shiitakepilz**, der das immunstimulierende Interferon anregt.

Das russische Penizillin

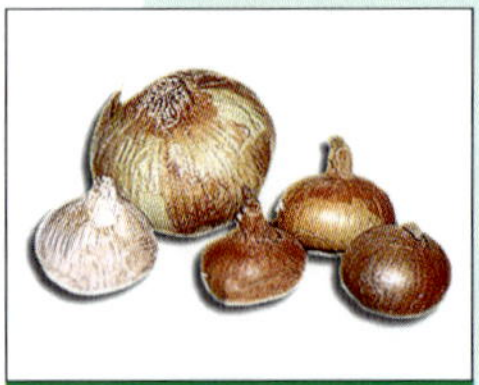

Knoblauch: Auch **russisches Penizillin** genannt, da sich die Russen erst lange nach uns das Penizillin leisten konnten und mit ihrem »Penizillin«, dem Knoblauch, auch Erfolge hatten. Untersuchungen der Bringham-Young-Universität in den USA erbrachten den Beweis, dass roher Knoblauch über 220 phytochemische Substanzen enthält, die wir in keine Pille »hineindrehen« können.
Laut dieser Studie töten diese Wirkstoffe mit 80-prozentiger Sicherheit bestimmte Grippeviren im Reagenzglas und üben bei Bronchitis einen zusätzlichen positiven Effekt aus, da viele davon über die Atemwege ausgeschieden werden, also genau dort, wo wir von Eindringlingen bedroht sind. Zur Vorbeugung werden vier Zehen pro Tag empfohlen. Am besten werden sie zerquetscht, mit Topfen (Quark) vermischt und als Brotaufstrich »genossen«; geben wir frische Petersilie dazu, wird die Geruchsbelästigung reduziert und die Trennung von Tisch und Bett nicht so akut nötig …

TIPP

Die beiden Antibiotika-Wunderknaben Zwiebel und Knoblauch verteidigen uns direkt gegen Grippeviren und indirekt halten sie uns die Mitmenschen auf Distanz!

Ägyptische Antibiotika

Ägyptische Antibiotika

Auf einer ca. 4000 Jahre vor Christi angefertigten Stele können wir heute noch das Wissen der Ägypter bewundern. Wir sehen ein geöffnetes Tor, durch das Sklaven zur Arbeit gehen. Am Ausgang steht der Oberaufseher und hängt jedem Sklaven eine Art Halskette um. Sie besteht aus einem Band, auf dem eine Zwiebel, ein Knoblauch, ein Rettich und eine Art Paprika aufgefädelt sind. Die antibiotische Wirkung dieser Pflanzen war anscheinend damals schon bekannt. Die Arbeiter bekamen das alles zur Vorsorge, aber auch zur Therapie mit, für den Fall einer Verletzung, die im tropischen Klima oft rasch zur Infektion führt.
Desgleichen banden unsere Großmütter den Kindern Knoblauchbändchen um den Hals, und ihre Zwiebelbrustwickel mit Schweinefett waren berühmt-berüchtigt … Vielleicht nahmen die Bakterien, schon bevor sie mit dem Antibiotikum im Zwiebel in Berührung kamen, vor dem Geruch Reißaus …

c **Antibiotika-Flechten:** Baumflechte, Rentierflechte, Isländisch Moos als Tee, Sirup, Tropfen

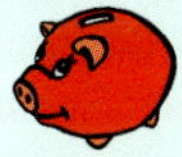

4. Das Aufbau-Konto

Dieses Aufbau-Konto benötigt drei »Ein bisschen mehr«-Einlagen:

a **Die Abwehr-Diät**

b **Fasten**

c **Vitamin-Spurenelemente-Einzahlung**

a Die Abwehr-Diät

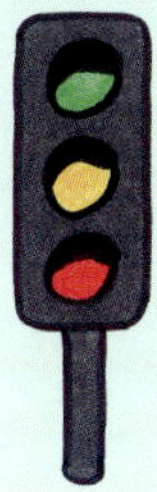

1. **Ampeldiät:** Täglich Obst und Gemüse in den Farben der **Verkehrsampel –** Rot: Karotten, rote Rüben, Tomaten; Gelb: Zitrone, Apfel, Sanddorn, Sauerkraut; Grün: Blattsalate, Gemüse. Damit bekommt unser Körper die Schleimhaut-Abwehrvitamine und Spurenelemente.
2. **Drei Esslöffel Vollkorn,** als Flocken, Brot, Keimlinge oder Marschfrühstück.
3. Täglich viel **trinken.**

Die römischen Legionäre bekamen jeden Abend ca. 700 g Getreide, das sie mit einer Handmühle mahlten, mit Wasser versetzten und am Morgen als Tagesration für Kampf und Marsch verzehrten.

TIPP. In Grippezeiten die Verkehrsampelfarben beim Essen beachten!

Das Marschfrühstück trägt uns über den Tag.

Das Vollkorn-Marschfrühstück. Uns reichen für den Frischkornbrei drei Esslöffel von am Abend geschrotetem und eingeweichtem Korn oder drei Esslöffel Müsliflocken oder eine aus Getreideflocken gekochte Suppe. Das alles setzt auch uns in Marsch und trägt uns ohne Unterzuckerung über den Tag. Wir buchen damit gleich auf drei Konten: **Abwehrsteigerung, Konzentrationssteigerung, Aggressivitätsverminderung.**
Viele gesunde, starke, erfolgreiche Völker hatten ihr Geheimrezept im Frühstück. Neben den Römern ist uns die Kraftsuppe der Spartaner, aus Gerste oder Hirse, bestens bekannt. Hafer

war im Mittelalter die tägliche Nahrung aller. Der Porridge der Engländer besteht aus Hafer und kommt heute noch in den englischen Nobelinstituten auf den Frühstückstisch. »Mich sticht der Hafer«, hat sicher seine Begründung als Schwung-, Kraft- und Gesundheitsgeber am Morgen.
Ähnliches gab es auch bei uns als »schwarzplentenes« (Buchweizen-)Mus, ebenso die von der heiligen Hildegard propagierte Dinkelsuppe.
Es gab immer wieder Menschen, die bei **Wasser und Brot** jahrelang lebten (oft in Gefängnissen), aber sie hatten all das, was unser Körper durch die Jahrtausende gewohnt war: erstens Flüssigkeit (Wasser); zweitens aus dem Vollkornbrot Vitamine, Spurenelemente, geringe Eiweißmengen, Öle (Weizenkeimöl) und Kohlenhydrate. Mit dieser oder ähnlicher Ernährung und mit seltenen Fleischgaben trotzte die Menschensippe allen Unbilden und pflanzte sich bis heute fort.

b Fasten

Weniger ist manchmal mehr.

An einem Fast- oder Entlastungstag pro Woche wird entweder nur getrunken (2–3 Liter) oder »einseitig« gegessen: z. B. nur Pellkartoffeln oder nur 300 g Reis oder nur Obst. Dazu nehmen wir immer ausreichend Flüssigkeit in Form von Wasser, frischen Säften, Gemüsesuppe, Grippe- und Entsäuerungstee zu uns.

c Vitamin-Spurenelement-Einzahlung

Zu viel Fertiggerichte, künstliche, mit vielen Zusatzstoffen (E-Nummern) und in der Mikrowelle zubereitete Nahrung, bestrahlte Lebensmittel (wie z. B. nicht saisonales Obst aus Thailand, Argentinien, Kapstadt: Erdbeeren, Trauben zu Weihnachten …) und Schweinefleisch bedeuten Lastschriften vom Abwehr-Konto, sind Kontoräuber.
Manchmal ist es einfach zu schön, nach des Tages Müh' und Plag' ein bisschen zu **sündigen.** Wir werden in Grippezeiten nach einem genussvollen, aber **kontoplündernden Essen** eine Extraeinlage von Vitaminen oder Ampeldiät tätigen!

TIPP

Plünderer unserer Abwehr-Konten: Weißmehl, Zucker, Schlafdefizit, Fernsehsessel!

Lottogewinne

Lottogewinn am Konto: Ampeldiät, 3 EL Vollkorn, trinken, Siesta, Bewegung!

Manche brauchen mehr Vitamine – Sie auch?

Gruppe	Bedarf
Raucher – Mitraucher	15 Zigaretten täglich = 40 % mehr Vitamin C, kein künstliches Vitamin A!
Gestresste	Magnesium, Vitamin C, eventuell Calcium, Basensalz
Sportler	Zellschutz: Vitamine A, E, C Mineralstoffe: Magnesium, Kalium, Zink, Calcium, Basensalz, Enzyme
Mensa-Esser	Vitamine A, E, C Mineralstoffe und Spurenelemente
Grippezeiten!	**Vitamin C, Schleimhautvitamine A, E Selen, Zink**

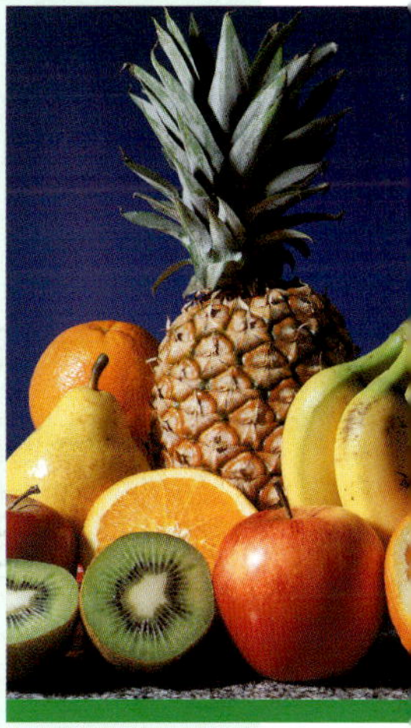

Hungernder Riese

Überfluss schafft Mangel.

Blutbilder von amerikanischen Kindern, von Senioren und vor allem von dicken Menschen belegen, dass sie sehr oft **hungernde Riesen** sind.

»Überfluss schafft Mangel«: Zu viel Weißmehl, Zucker, konservierte Industrienahrung, Pommes, Süßigkeiten, Farbstoffe u. ä. und nicht biologische Getränke sind Vitamin- und Calciumräuber – sie buchen völlig ungeniert von den Immun-Konten ab. Der Körper gerät dadurch in ein Vitamin- und Spurenelementedefizit und meldet dieses mit Hunger, der mit denselben »kontoplündernden« und dickmachenden Lebensmitteln gestillt wird. Daraufhin verlangt der Körper wiederum, um sich zu sanieren, sein Vitaminkontingent und bekommt wieder nicht das, was er benötigt. So dreht sich die Spirale des geschädigten, für die Viren und Bakterien geöffneten Körperterrains weiter.

Sehr oft nehmen in diesem »Teufelskreis« die Vitamine ab und das Gewicht zu.

Typisch amerikanisch werden seit dieser »Erkenntnis« übertriebenermaßen Vitamine regelrecht »eingeworfen«, der Vitaminhandel boomt.

Zuerst opfern wir unsere Gesundheit,
um Geld und Lust zu erlangen,
dann opfern wir Geld und Lust,
um unsere Gesundheit wiederzuerlangen.

Gudrun Gschwendt

Meistens können wir nach »Ess-Sünden« unsere Abwehr über »Mutter Natur« wieder »aufpäppeln«, z. B.:

- **Keimlinge:** Gekeimter Weizen, Dinkel und alle Getreidesorten, aber auch Hülsenfrüchte, Soja, sind wahre Vitamin-Spurenelemente-Bomber, der Geheimtipp vieler Sportler.
- **Vitamin C:** Sauerkirschen, Sanddorn, Hagebutten, Kiwis, Sauerkraut, Zitronen, Orangen.
- **Schleimhautvitamin A:** Karotten und Brokkoli. Achtung: Bei Präparaten ist Überdosierung möglich.
- **Schleimhautvitamin E:** Weizenkeimöl, Sonnenblumenöl, Nüsse und Sonnenblumenkerne.
- **Spurenelemente:** Selen aus Gerste und Meeresfisch, Magnesium aus Vollkorn und Bananen, Zink aus Kürbiskernen, Jod aus Meeresfisch. Honig ist ein genereller Vitamin- und Spurenelementespender.

Natur oder/und Chemie?

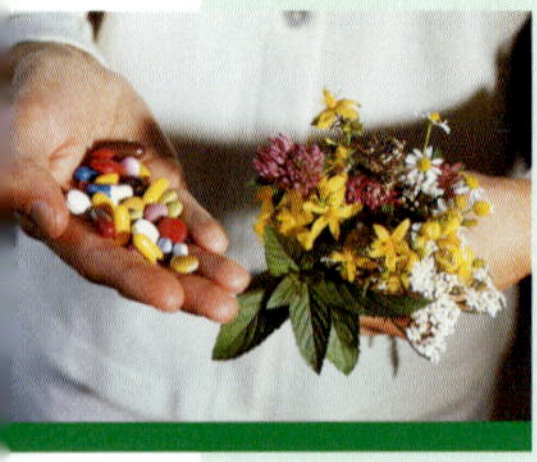

Chemisch isolierte oder hergestellte Medikamente können lebensrettend sein, in Grippezeiten haben sie für uns alle, speziell für Raucher, Schwangere, Kranke und Gestresste, ihre Wichtigkeit. Trotzdem dürfen wir nie vergessen, dass

die Natur der beste Lebensmittel-Komponist ist.

Interessanterweise entdeckte man, dass Vitamin C, mit Bioflavonoiden kombiniert, viel »potenter« wirkt als Vitamin C allein. Gemeinsam verkürzen sie die Grippezeit bis zu 50 Prozent. Die Flavonoide finden wir unter der Schale von Zitrusfrüchten und in ihren weißen Fäden. Wie wir sehen, kann das Ganze – die Orange, die Zitrone – in manchen Situationen so wichtig wie der einzeln eingenommene Wirkstoff (Vitamin C) sein, das Ganze, die Natur kann ein Medikament in seiner Wirkung noch verstärken!

Wir können Natur und Medikamente kombinieren!

Der Apfel, die Zahnbürste der Natur, bietet noch viel mehr.

Auch der Apfel, wegen seiner Fruchtsäuren auch »Zahnbürste der Natur« genannt, bietet vieles an Spurenelementen und Vitamin C!

TIPP

»One apple a day keeps the doctor away«, sagen die Amerikaner. »Einen Apfel iss gut und gern, er hält dir den Doktor fern.«

5. Das Abgabe- und Entgiftungs-Konto

Dieses Abwehr-Konto benötigt drei »Ein bisschen mehr«-Einzahlungen:

a **Entgiften des Körpers**

b **Entgiften unserer Wohnung, des Büros**

c **Entgiften des Schlafzimmers**

a **Entgiften des Körpers** von angesammelten Schadstoffen über die vier »Auslasshähne« unseres Immunfasses: Darm, Niere, Haut bzw. Schleimhaut, Lunge.

Morgens werden wir zum Kaiser oder zur Kaiserin. Wie Maria Theresia erledigen auch wir vor den Tagesgeschäften dieses spezielle, nur uns befreiende **Geschäft,** den täglichen Stuhlgang, unseren Morgenkaktus.

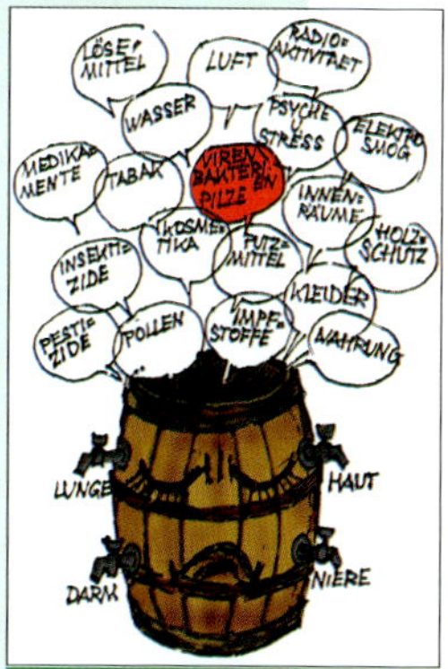

Der Morgenkaktus ist der beste Tagesstart.

Die Gesündesten sind nicht jene, die viel essen,
sondern jene, die gut verdauen!

ARISTIPPUS

Der berühmte holländische Arzt Herman Boerhaave hinterließ bei seinem Tod 1738 ein versiegeltes Päckchen mit der Aufschrift: »Die tiefsten Geheimnisse der ärztlichen Kunst«. Es wurde für damalige 10.000 Gulden ersteigert und enthielt einen Zettel:

Die tiefsten Geheimnisse der ärztlichen Kunst

»Zuallererst halt den Leib (Darm) offen,
dann den Kopf kühl, die Füße warm,
das macht den besten Doktor arm.«

Ein kostbares Rezept, das von Generationen von Vorfahren mit Erfolg angewandt wurde, einfach in der Anwendung ist und kurz und prägnant, auch in unserer Zeit, auf unsere Immun-Konten hinweist.

Die Pharaonen-Vorspeise bestand aus ein paar frischen Kohlblättern, von Pfarrer Kneipp in ihrer Wirkung auch Verdauungsbesen genannt.

Nachmittags werden wir zu edlen Lords und Ladies. Wir zelebrieren wie gute Engländer die Tea-Time, die Teestunde, bei der wir besonders viel **trinken.**

Irgendwann, irgendwo planen wir wenigstens einmal am Tag eine **schweißtreibende** Bewegung, indem wir z. B. 2 Minuten Trampolin springen, den Aufzug meiden, Rad fahren, zu Fuß nach Hause starten …

Irgendwann, irgendwo, das heißt überall können wir durch die **Lunge,** durch ein paar »tiefe Schnaufer, Seufzer, Lacher«, durch gründliches Ausatmen auch entgiften.

Die Grippe-wegbereiter

b Entgiften unserer Wohnung

Das wohl berühmteste Beispiel einer anfänglich nicht erkannten Umweltvergiftung kennen wir von der amerikanischen Umweltbehörde (EPA – Environmental Protection Agency). Schon Ende der achtziger Jahre musste die EPA **22.000 m² Teppichboden, der mit Umweltchemikalien verseucht war,** aus ihrem gerade fertiggestellten Bürohochhaus entfernen, da Hunderte von Angestellten durch die Chemikalien einen Immunschaden bekamen und erkrankten. Die ersten Anzeichen waren grippeähnliche Symptome, dann kam es zu schwereren Erkrankungen, die bei manchen sogar in eine Invalidität mündeten. Das **Sick-building-Syndrom, die Gebäudekrankheit,** war erkannt worden. Erschwert wurde diese »Epidemie« durch die Klimaanlagen, das heißt, es konnte nie richtig und stündlich gelüftet werden.

Das Wohnklima hat einen entscheidenden, »wegbereitenden« Einfluss auf unsere Grippeanfälligkeit.

Der stündliche Luftaustausch war früher bei undichten Fenstern ca. 80 Prozent! Durch das Energieeinsparkonzept der gut dichtenden Fenster ist der stündliche Luftaustausch auf ca. 20 Prozent gesunken.

Folgen:

- **Sauerstoffversorgung sinkt**
- **verbrauchte Raumluft steigt**
- **Umweltgifte akkumulieren**
- **Luftfeuchtigkeit sinkt (meistens)**

Optimale Luftfeuchte: 40–50 Prozent, in Grippezeiten bis 60 Prozent
Optimale Temperatur: 19 bis maximal 20 Grad

TIPP Stündliches »Stoßlüften«! Wir setzen unsere Oma in eine geschützte Ecke, kippen das Fenster nicht, sondern öffnen zwei Fenster (Türen) und lassen es richtig durchziehen.

Pflanzen, die Schadstoffe fressen

Unter dem Motto »**Für alles ist ein Kraut gewachsen**« gibt es wirklich für manche Innenraumgifte, die unser Immunkonto regelrecht plündern können, eine einfache Entgiftungsmöglichkeit.

Durchtrainierte und kerngesunde amerikanische Astronauten waren in den Raumkapseln an den Ausdünstungen der Ausstattung erkrankt. Dadurch wurde der Öffentlichkeit die Gefahr der Umweltgifte im Wohnbereich zum zweiten Mal bewusst. NASA-Experten begannen daraufhin mit Pflanzenexperimenten als Entgiftungsmöglichkeit und wurden fündig. Grünpflanzen können einen Teil der **Umweltgifte** in ihren Wurzeln und Blättern binden, bilden **Sauerstoff**, regulieren die **Raumfeuchtigkeit**, sind **Staubfänger** und erfreuen auch die **Seele.**

Pflanzen fressen Umweltgifte!

Pflanzen fressen Schadstoffe – Angaben in µg (Mikrogramm) pro Tag:

	Trichlorethylen ✘	Benzol ✘✘	Formaldehyd ✘✘✘
Einblatt	27,064	41,392	16,16 7
Drachenlilie	27,292	–	20,469
Bergpalme	16,520	34,073	76,707
Drachenbaum	18,330	25,968	48,880
Efeu	–	13,894	–
Grünlilie	–	–	10,378

✘ in Klebstoffen und Korrekturflüssigkeiten
✘✘ in Lösungsmitteln
✘✘✘ in Spanplatten, Farben, Kleidern, Textilien

Pflanzen als Luftbefeuchter

Zypergras, Aloe und Papyrus sorgen als natürliche **Luftbefeuchter** für ideale Verdunstung und müssen nicht wie ein Luftbefeuchter ständig gewartet werden. Für Allergiker empfiehlt sich Hydrokultur, da diese keine Erdreichsporen enthält.

TIPP

Blattpflanzen bescheren uns Gesundheit und »das grüne Zimmer, das grüne Büro«.

Karotte, Wasser, eine Grünpflanze und Computer gehören zusammen.

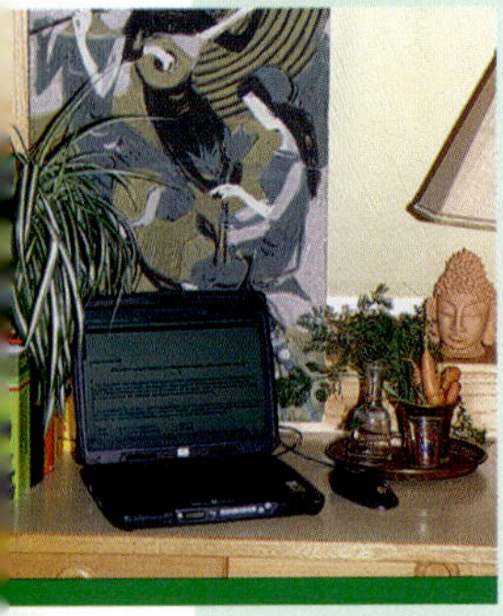

Entgiften unseres Büros

Unter Betriebskollegen:

»Hast Du schon Deine Grippekrank-Ferien genommen?«

Zum Glück sitzen trotz des so genannten Grippeurlaubes immer noch ein paar Gesunde im Büro vor ihrem Computer. Beim Einschalten von **Bildschirmen** werden wir und unsere Schleimhäute mit geballten Staubladungen bombardiert. Deshalb sollten sie vor Inbetriebnahme abgestaubt werden.
Vor dem **Computerbildschirm,** beim **Fernsehen** verbrauchen wir extra viel an Schleimhautvitaminen A und E; wir setzen uns in Grippezeiten einfach mit einer Karotte, ein paar Sonnenblumen- und Kürbiskernen und einem Glas Wasser davor.

TIPP Computerbildschirm abstauben, eine Karotte und einen stündlichen Wassertrunk für das Immunsystem einplanen!

Handys gefährden das Immunsystem, die Gehirnzellen, das Gehör und die Netzhaut der Augen, fand die Technische Hochschule Darmstadt. Wir benützen sie so selten wie möglich, so kurz wie möglich und mit dem weitmöglichsten Abstand zum Kopf (Kopfhörer oder Freisprechanlage).

Das Schlafzimmer ist unser Gesundheitspool.

c **Schlafzimmer** sollten wenigstens etwas »biologisch« eingerichtet oder eventuell »entrümpelt« werden!
Wir sind den ganzen Tag über in **geschlossenen Räumen,** meist sogar **unter Stress,** der an sich schon unsere Widerstands- und Regenerationskraft vermindert. Am Abend und während der Nacht hat der Körper dann Zeit zu regenerieren, sich zu erholen. Während der Ruhezeit erneuern und teilen sich die Zellen, auch die Abwehrzellen. In dieser Phase ist eine giftfreie Umgebung besonders wichtig, **da junge Zellen viel anfälliger sind** als ausgewachsene! Wir werden daher für ein möglichst »giftfreies« Schlafzimmer sorgen: keine Teppichböden, keine Elektrostatik durch Synthetikvorhänge, möglichst Vollholz-, keine Spanplattenmöbel. Gegen Elektrosmog montieren wir einen Netzfreischalter. Als weitere kleine Hilfe gegen Elektrosmog können 1-mal im Monat 2 Kügelchen Phosphor C 30 nüchtern genommen werden. Eine Pflanze für die Sauerstoffabgabe und zum Staubsammeln, z. B. Philodendron, sorgt für ein gutes Klima.

Je Person wird normalerweise schon ca. 1 Liter Wasser in der Nacht verdunstet. Bei Grippe und Fieber wesentlich mehr (Bettwäsche wechseln!). Wieder lüften, lüften, lüften!

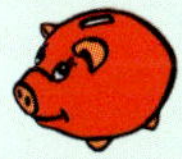

6. Ah, wie fein – das Seelen-Freude-Liebes-Konto

Dieses Abwehrkonto benötigt drei »Ein bisschen mehr«-Einzahlungen:

a L – L – L: Lächeln – Loben – Lieben

b Kommunikation

c Zärtlichkeit, Sexualität

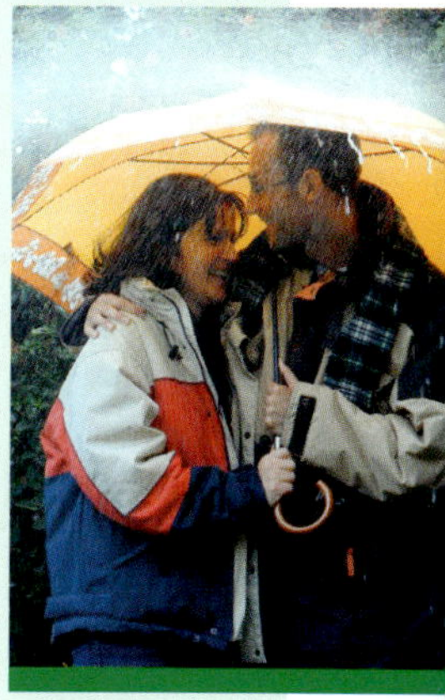

Lächeln
Loben
Lieben

Das ist das Konto des kleinsten, aber potentesten Energie-(Power-)Werks der Erde, der Seele! In ihr liegen die Wunder versteckt, in ihr liegt die größte Heilkraft, unsere unsichtbare Apotheke.
Mit den drei L – L – L buchen wir eine große Summe auf unser Abwehrkonto ein.

a L – L – L: Lächeln – Loben – Lieben

L – Wir **lächeln** unserem Gesicht, diesem alten Bekannten, schon in der Früh im Spiegel zu. Im Laufe des Tages versuchen wir auch anderen zuzulächeln.
L – Wir **loben** uns, sind endlich einmal kurz mit uns zufrieden, klopfen uns auf die Schulter. Im Laufe des Tages versuchen wir auch an anderen etwas Lobenswertes zu finden.
L – Wir **lieben** unser Schicksal, unsere Anfälligkeit und unsere Stärke und uns, so wie wir tief drinnen sind und sein möchten. Im Laufe des Tages versuchen wir auch andere so zu lieben.

Mit L – L – L können schon viele Einzahlungsscheine bezahlt werden, es entstehen nämlich Freude, Freunde, Lachen, Dankbarkeit, Verzeihen, Loslassen. Das alles baut unsere Seele und auch das Immunsystem auf.

Freude, Dankbarkeit: Wir haben immer einen Grund uns zu freuen, zum Dankbarsein. Zum Beispiel über das eigene »Überleben« im Grippetrubel oder über alltägliche kleine Dinge. Auch unsere Arbeit kann mit Freude erledigt werden. Wie heißt es in Indien?

»Gott schaut zu mir, wenn ich bete,
Gott achtet mich, wenn ich arbeite,
Gott liebt mich, wenn ich dabei singe und lache …«

Gott ist ein Teil unserer Seele, unseres Immunsystems, unseres Schicksals. Singen und lachen wir doch ein bisschen mehr! Unsere Seele schrumpft bei Fanatismus und blüht auf mit ein bisschen Freiraum:

Der tägliche Ärger muss, wie das tägliche Kleingeld, abends ausgeleert werden.

Ein Patient klagt über ständige Kopfschmerzen. »Rauchen Sie?«, fragt der Arzt. »Nein, Herr Doktor. Für diesen gesundheitsschädlichen Unfug gebe ich kein Geld aus.« – »Trinken Sie?« – »Nein. Ich halte den Alkohol für den größten Feind des Menschen. Er beraubt ihn seiner Selbstbeherrschung und führt ihn zum Bösen.« – »Frauen?« – »Ich bin verlobt und achte die Ehre meiner Braut wie meine eigene.«
Der Arzt setzt die Brille ab. »Gehen Sie zum Spengler und lassen Sie sich Ihren Heiligenschein weiten! Er drückt.«

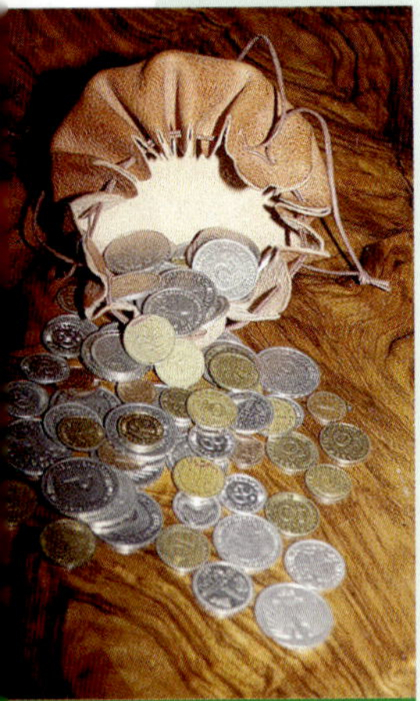

Loslassen. Nachtragen reißt ein großes Loch in unser Energiekonto, ebenso der Ärger. Wie das Kleingeld in unseren Taschen bis zum Abend immer mehr und schwerer wird, so ergeht es uns mit den vielen kleinen Ärgernissen, die bis zum Abend unsere Seele verdunkeln.
Eine Pause. Unsere Seele bekommt wieder Licht und damit bekommt unser Immunsystem Kraft, wenn wir uns einmal am Tag ein Geschenk unter dem Motto **»Hob mi gern …«** genehmigen. Dieses »Hob mi gern …« hat einen doppelten Sinn. Erstens enthält es die Bitte »Hab mich gern« und »Lass mir ein bisschen Freiraum«. Zweitens enthält es die schon klarere Aussage: »Ich mach jetzt, was mir Freude macht.«

TIPP Zwischendurch eine »Hob-mi-gern-Pause« einlegen!

Und was tun wir in dieser Pause? All das, was wir **gerne** tun: Wir widmen uns uns selbst oder anderen oder einem Hobby: Sport, Musik, wir rufen jemanden an, lesen, träumen, versuchen »nichts zu tun« …

Mark Twains Freude ist ein bisschen »materialistisch« und schwierig zu bekommen:

»Ich bin ja so bescheiden, einmal im Monat ein dreifaches Gehalt – und ich freue mich 30 Tage lang.«

Schenken. Besser als obiges leicht utopisches Rezept ist, sich selbst oder einem »Du« täglich eine kleine Freude zu bereiten, es muss nicht gerade eine Kachel sein …

Ich habe dich so lieb!

Ich habe dich so lieb!
Ich würde dir ohne Bedenken
Eine Kachel aus meinem Ofen schenken.

JOACHIM RINGELNATZ

TIPP

Eine tägliche Freude treibt wie die Siesta unsere Immunschaukel wieder von neuem nach oben.

Freude bereiten, Freude erleben klingt in uns für mindestens 1–2 Tage als innere Melodie weiter, an Blutbildern konnte man ein Freudeerlebnis über Tage an einem Anstieg von Immunzellen nachweisen.
Erfolg. Ebenso wirkt bewältigter Stress und Erfolg als schöne, handfeste Einzahlung. Unbewältigter **Stress** dagegen bucht rasend schnell aus unserem Konto horrende Unsummen ab! Unbewältigter Stress produziert Kortison, und jede Kortisonsteigerung lässt die Abwehrzellen sinken.
Ent-stressen bedeutet, Prioritäten zu setzen, bedeutet, manches los-zu-lassen und den Rest mit Freude und Ruhe zu machen.

TIPP

Was wir loslassen, macht uns gelassen!

Loslassen lässt die Leichtigkeit des Seins zu.

Gelassenheit spart Energie für die Abwehr-Konten!
Dafür lassen wir Gefühle zu wie Lachen, Weinen und versuchen daran zu reifen.
Wir versuchen weniger das »Haben« als vielmehr das »Sein«, das »Glücklich-Sein« zu praktizieren.

Unser Immunsystem weint, trauert und lacht mit uns. Gibt es einmal an einem Tag wenig Erfreuliches, so können wir uns, wie Ringelnatz, über etwas Alltägliches, aber enorm Wichtiges, wie zum Beispiel die Löcher im Sieb, freuen:

Ich lache.
Die Löcher sind die Hauptsache an einem Sieb.
Ich hab Dich so lieb.

JOACHIM RINGELNATZ

TIPP

Lachen ist – immer und speziell in Grippezeiten – auch eine Medizin!

Lieber Gott … gib uns unser täglich Lachen!

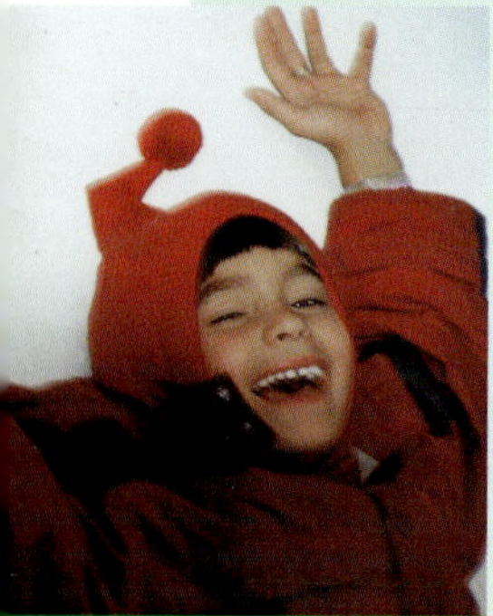

Studien ergaben, dass durch Lachen und durch eine positive Lebenseinstellung die Freisetzung von Endorphinen angeregt wird. Endorphine entspannen uns und ermöglichen den Aufbau des Immunsystems.

Der Optimist sieht in jedem Problem eine Lösung,
der Pessimist sieht in jeder Lösung ein neues Problem.
Noch dazu wählt ein Pessimist als echter Pessimist
von zwei schlechten Möglichkeiten natürlich beide.

Damit belastet er sein Immunsystem doppelt.

Wir dagegen sehen für uns und für unser Immunsystem in jedem Augenblick, auch in diesem »grippeschwangeren« Moment, viele Möglichkeiten zum Leben, zum Lieben, zum Lernen und zum Lachen – und wir packen immer wieder eine dieser Möglichkeiten beim Schopf.

Kommunikation mit den Zeichen des Lebens

Wollen wir Krankheit vermeiden, heißt das nicht nur, dem Kaiser, dem Körper, zu geben, was des Kaisers ist, was für den Körper notwendig ist, sondern auch Gott, unserer Seele, was Gottes, was unserer Seele Recht und Nahrung ist. Und zwar täglich!

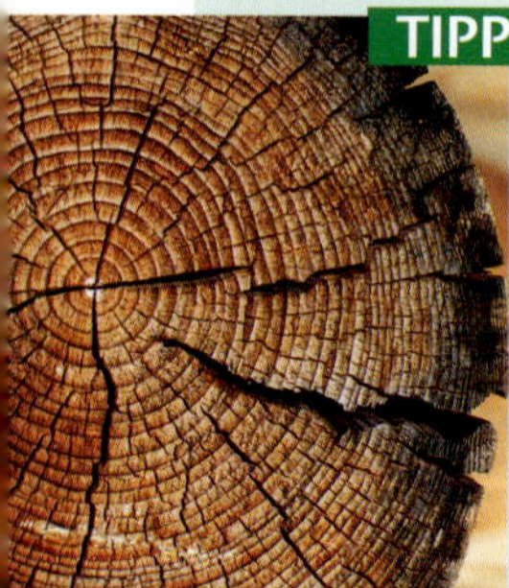

TIPP

Genehmigen wir uns unser täglich Lachen, unsere tägliche Freud!

b Kommunikations-Konto

Heute schon mit jemandem ein paar nette Worte gewechselt? Mit einem Menschen, dem Papagei, dem Pflasterstein, einem Baumstrunk, der Wolke …? Oder beim Hautkontakt mit sich selbst – beim Duschen, im wohligen Bad – oder mit einem »Du« – mit Zärtlichkeit, Flirt, Massage – auch etwas aufs Konto eingezahlt?

c Zärtlichkeit, Sexualität

Beim Huber, wo die Not aus allen Ecken herausschaut, kommt das zehnte Kind. Nach getaner Arbeit meint der Doktor zum Bauern: »Hueber, das nexte Mal, wennst in Fahrt bist, denkst dran, obs a alle dernähren konnst!« – »O mei, Doktr, wenn i in Fahrt bin, moan i ganz Bayern dernähren zu können …«

In Grippezeiten ist es ratsam, die »Fahrten« auf keinen Fall ganz, aber doch ein bisschen einzubremsen.

Laut amerikanischen Studien stärken Zärtlichkeit und Sexualität das Immunsystem. Es kommt zur Oxytocinsteigerung, das senkt wiederum das Cortisol, was eine Vermehrung der weißen Blut-Abwehrkörperchen zur Folge hat. Damit besitzen wir ein einfaches, uraltes Rezept für »zwei Menschen«. Aber! Mehr als 2-mal pro Woche, fand die Wissenschaft, schwächt Sexualität in Grippezeiten, da es für den Mann zu einem starken Verlust an Vitamin C, Zink und Spurenelementen kommt. Eine liebevolle Gattin kann das mit einer Einbuchung am Immunkonto wieder wettmachen: Am Tag »danach« bekommt der Göttergatte 1/2 Teelöffel **Vitamin C** mit Calcium oder einen frisch gepressten Orangensaft; dazu kommen 1 Teelöffel **Honig** als Spurenelementespender und Zink aus **Kürbiskernen** für die Prostata und das Immunsystem.

Das angenehmste Rezept für zwei Menschen

Flirten dagegen schadet nie, regt das Immunsystem immer an und kann »überall« und mit verschiedensten »Objekten« praktiziert werden.

Überall

Überall ist Wunderland.
Überall ist Leben.
Bei meiner Tante im Strumpfband
wie irgendwo daneben.

JOACHIM RINGELNATZ

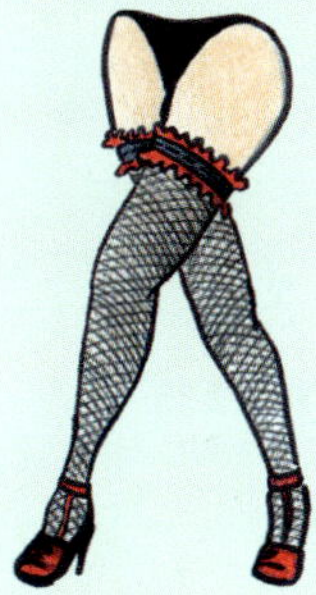

TIPP

Das Liebeskonto auffüllen mit Flirt, Zärtlichkeit und Liebe in ihrer großen Vielfalt!

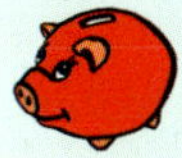

7. Das Ausruh- und Regenerations-Konto

Dieses Abwehr-Konto benötigt drei »Ein bisschen mehr«-Einzahlungen:

a Das Schlaf-Melatonin-Konto **b Siesta** **c Sonntag**

a Das Schlaf-Melatonin-Konto → **Schlaf,** S. 90

Der Schlaf vor Mitternacht ist die Zeit mit der größten Melatoninproduktion. Melatonin ist eines der stärksten das Immunsystem stimulierenden Hormone.

»Bevor ich abends ausgehe,
wette ich mit meiner Frau um 10 Mark,
dass ich spätestens um 23 Uhr wieder daheim bin.«
»Na, und?« – »Ich lasse sie gewinnen.«

In Grippezeiten sollte »er« sie nicht immer gewinnen lassen!

Ein Bayer kommt im Morgengrauen
sehr beduselt nach Hause. Sie grantelt: »Die ganze Nacht
hab i deinetwegen net g'schlafen.«
Er grantelt zurück: »Moansch i hab gschlafa?«

Diese beiden haben einen Lottogewinn verpasst!

TIPP Schlaf und Atmung sind die Riesen-Lottogewinne, die wir täglich, ohne viel Aufwand, buchstäblich im Schlaf, auf unsere Immun-Konten einzahlen können!

Vor dem Schlaf eventuell ein Tässchen Johanniskrauttee für die Seele oder Hagebuttentee für die Abwehr trinken.

Eine Studie ergab, dass **Schlafdefizit** in Grippezeiten die Anfälligkeit enorm erhöht. Zwei Gruppen von gesunden Soldaten wurden mit Grippeviren beblasen, in der Gruppe mit dem Schlafdefizit erkrankten 80 Prozent, in der anderen nur 20 Prozent.

Schlaf,
unser Jackpot

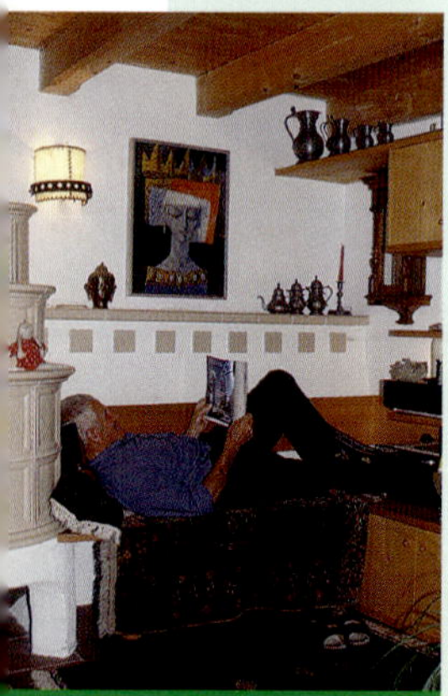

Schlaf ist für den Menschen das,
was das Aufziehen für die Uhr ist.

ARTHUR SCHOPENHAUER

Also setzen wir unsere innere Uhr in Gang!

Schlafdefizit = Schulden beim Immunsystem!
Schlaf = Regeneration des Immunsystems

b Siesta

Manche Arbeiten muss man dutzende Male verschieben,
bis man sie endgültig vergisst.

Dazu verhilft uns auch eine Siesta. Damit können wir im Mittagstief, das auch ein Tief des Immunsystems ist, in nur

10–30 Minuten für den Nachmittag wieder etwas auf dem Abwehrkonto buchen!
So mancher hantelt sich mit letzter Kraft gerade noch mit Ach und Krach von einem Wochenende mit ein paar »Ausrastminuten« zum nächsten Wochenende. Das ist Stress, und Stress plündert dieses Konto regelrecht bis ins Minus hinein, so dass wir ganz plötzlich die Regeneration nicht mehr schaffen. Dem Körper bleibt nur eines: uns plötzlich ins Bett zu werfen, z. B. mit Grippe.

Ruhe-»Minuten« ersparen uns Krankheits-»Tage«.

TIPP

Wollen wir von der Grippe ins Bett geworfen werden? Wir sparen Krankheitstage durch Ruheminuten!

Siesta kommt von »sixta«, der sechsten Stunde der Römer, der Mittagsstunde, in der Blutdruck und Temperatur fallen und auch der Blutspiegel der Antriebs- bzw. Aktivitätshormone sinkt. Eine Zeit, in der Höchstleistungen nicht oder nur mit mehr Energieaufwand möglich sind. Die Siesta ist von der Natur zum Auftanken geplant.

»Die Natur hat den Menschen nicht dazu bestimmt, von 8 Uhr früh bis Mitternacht zu arbeiten, ohne die Erfrischung segensreichen Vergessens im Schlaf. Selbst wenn er nur 10 bis 20 Minuten dauert, reicht das völlig aus, um sämtliche Lebenskräfte zu mobilisieren.«

WINSTON CHURCHILL

Die Dauer des Nickerchens sollte 20 Minuten nicht überschreiten, da wir sonst in eine zu tiefe Entspannung (Vagus) kommen, aus der wir erst langsam und mit Mühe wieder in die Aktivität (Sympathikus) hinaufklettern müssen.

Erquicklich ist die Mittagsruh',
nur kommt man oftmals nicht dazu.

WILHELM BUSCH

Das stimmt nicht ganz, viele »Lebenskünstler« schaffen immer wieder, sogar im Büro, mehr als einen 10-Minuten-Schlaf!
Die Immunzellen entwickeln sich zum Großteil in der Entspannung und somit auch im Schlaf.

»Den Seinen gibt's der Herr im Schlafe.«

c Der Sonntag

Der Sonntag ist für unser Immunsystem der Reservetank, die Rücklage, einbezahlt mit Ruhe, Familie, Bewegung, sozialen Kontakten, Freude, Freunden, Natur, Kunst. Na, wie war das?

»Am siebten Tag ruhte Gott« (Moses 2, 3) – und wir?

Der Sonntag, unser Heiltag

Im Alten Testament war der Sabbat ein **»Heiltag«,** an dem man sich keinen Geschäften, keinem Ärger widmen durfte. Er war eingeplant, damit wir mit der Schöpfung, der Umgebung, unserem Lebenssinn und mit unserem Immunsystem wieder in Harmonie kommen.

Der Rabbi kann es sich nicht verkneifen, am Sabbat zum Golfschläger zu greifen. Einmal nur. Holt aus, trifft voll und erreicht das 300 m entfernte Loch. »Hast Du das gesehen?«, fragt Petrus den Herrn. »Natürlich.« – »Und? Willst Du ihn nicht bestrafen?« – »Er ist bestraft genug. Wem kann er es erzählen?«

Zum Glück dürfen wir uns am Sonntag bewegen, unser Immunsystem schreit geradezu danach, aber bitte ohne Fanatismus und mit Freude! Und am Montag dürfen wir 's erzählen ...

Nun haben wir unsere Abwehr-Konten gefüllt, unser Körper kann jetzt ohne Hemmungen bei Grippeschwierigkeiten die Kreditkarte zücken! Denn es gibt im größten Grippechaos immer wieder ein paar Überlebende. Das sind wir, wir mit unseren dicken Konten und den besten Bodyguards!

Karl Valentin auf die Frage »Wie gehts?«
»Heute besser als morgen.«

Fällt uns eines Morgens auf diese Frage die Antwort »Danke gut« etwas schwer, sind wir im Auf und Ab der Lebenswellen trotz aller Vorsicht nass geworden, sind wir gar etwas k. o. – dann widmen wir uns dem nächsten Kapitel.
»Tröstliches« kann uns ein Weiser dazu sagen:

Die medizinische Diagnostik
hat so enorme Fortschritte gemacht, dass es praktisch
überhaupt keinen gesunden Menschen mehr gibt.

ALDOUS HUXLEY

... außer uns, die wir unser Kamel anbinden.

etwas k.o. *o.k. werden*

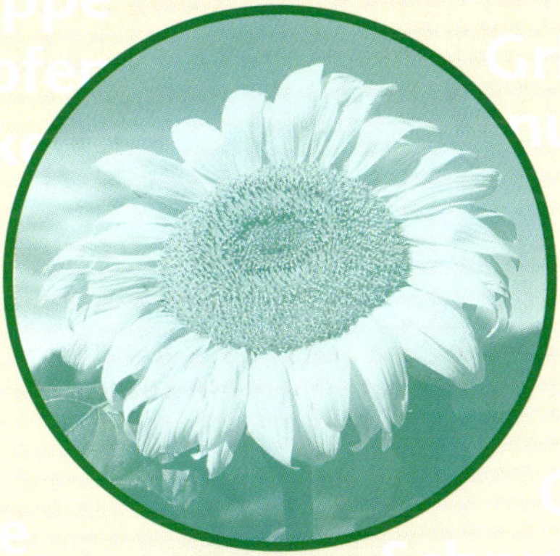

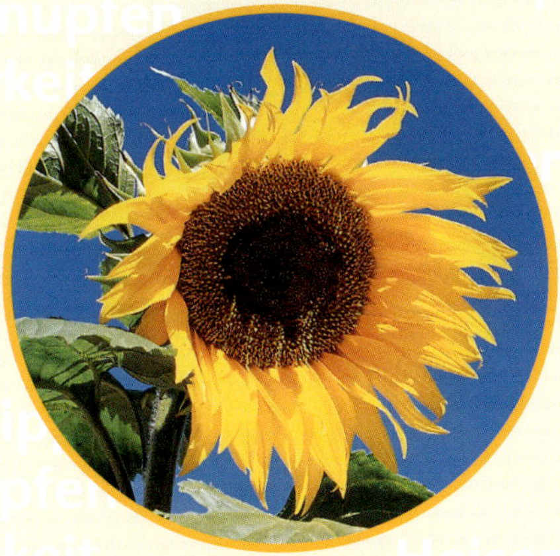

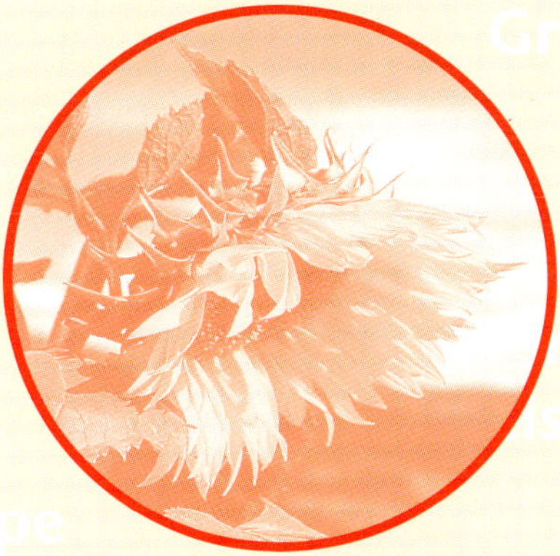

Etwas k. o. ohne Fieber, müde und verschnupft – schnell wieder o. k.

B – B – B: Bodyguards – ein Bad – das Bett

Schnupfen

Ein Schnupfen hockt auf der Terrasse,
auf dass er sich ein Opfer fasse,
und stürzt alsbald mit großem Grimm
auf einen Menschen namens Schrimm.
Paul Schrimm erwidert prompt: »Pitschü!«
Und hat ihn drauf bis Montag früh.

CHRISTIAN MORGENSTERN

Müdigkeit ist der erste Grippealarm.

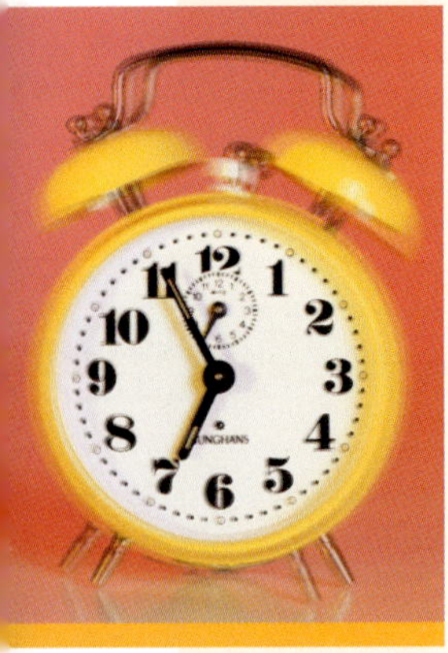

Bevor die Nase durch einen Schnupfen zum **Tropf- oder Verstopfhähnchen** wird, schrillt ein Alarmwecker, den wir in Grippezeiten nicht überhören oder bagatellisieren dürfen.

Die Müdigkeit, die Lustlosigkeit

Beide sind Übergangsstadien in Richtung Krankheit oder Gesundheit und sie zeigen uns das Aufholbedürfnis und das Defizit unserer Immun-Konten an.
Mit einer Vitamin-C-Einnahme haben wir in Grippezeiten nicht gerade sieben, aber zwei Fliegen auf einen Schlag getroffen.

TIPP Gegen die Müdigkeit nehmen wir das »natürliche Doping« ein, so wird Vitamin C im Spitzensport genannt. Mit Vitamin C haben wir auch schon zur »Grippe-Vollbremsung« angesetzt!

Der Beginn einer Erkrankung, die Müdigkeit, kommt meistens zu einem Zeitpunkt, an dem wir mit ein **bisschen** Bettruhe einen **längeren** Bettaufenthalt noch vermeiden können. Ab ins Bett!
In Abwandlung des deutschen Buß- und Bettages gibt es bei uns jetzt den »Bett- und Busentag«, wobei es sich beim Busen nur mehr um Brustsalbe oder -wickel handelt!
Jetzt heißt es schnell reagieren, denn:

Ein Kamel fängt man am leichtesten,
wenn es noch nicht zu weit weggelaufen ist!

TIPP

Bei Grippe zählen Minuten! Ein Virus vermehrt sich alle 20 Minuten in uns, in 24 Stunden entstehen aus einem Virus 16 Millionen! Es gilt, das Kamel (die Gesundheit), solange es noch nicht zu weit weg ist, wieder einzufangen. Bei den ersten Symptomen schon Bodyguards einnehmen, Abwehr-Konten sanieren und Bad und Bett benützen!

Die ersten Symptome wie Müdigkeit mit Kitzeln in der Nase, Niesen oder Heiserkeit lassen uns zu den Bodyguards greifen. Wir haben sie ja immer mit oder als Bürodepot präsent.

»Grippe-Vollbremsung«

Sofort eine »Grippe-Vollbremsung« starten mit B – B – B: Bodyguard – Bad – Bett

- ✔ 1. Vitamin C
- ✔ 2. Echinacea (Sonnenhut)
- ✔ 3. Nasen-Schleimhaut-Zugbrücke hochziehen
- ✔ 4. »Heißer Peter«: Glühholunder, Schwitztee mit Honig, Bienenwaben, Zitronensaft, Ingwer, Zimt
- ✔ 5. Wunderknaben: Knoblauch, Zwiebel als Doktorsuppe, Zwiebelwein oder Bruschetta
- ✔ 6. »Heißer Paul«: Bett ➠ Schwitzprozedur, S. 54
- ✔ 7. Einen »Bett- und Busen«-Abend oder -Tag einlegen

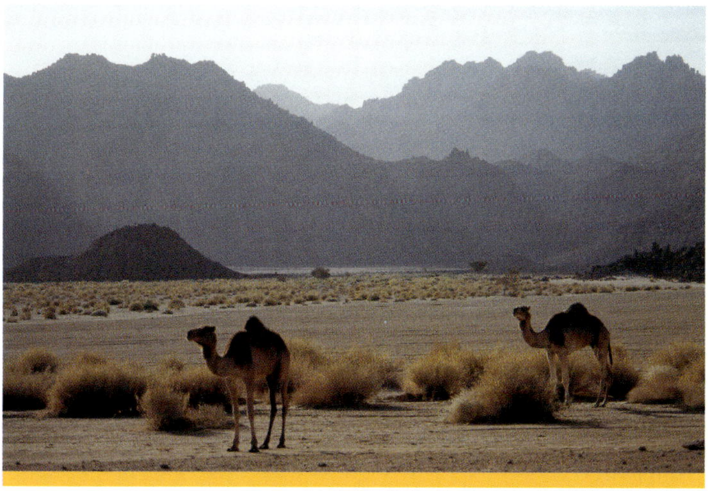

Die »Grippe-Vollbremsung« bringt uns unser entlaufenes Kamel, die Gesundheit, wieder zurück.

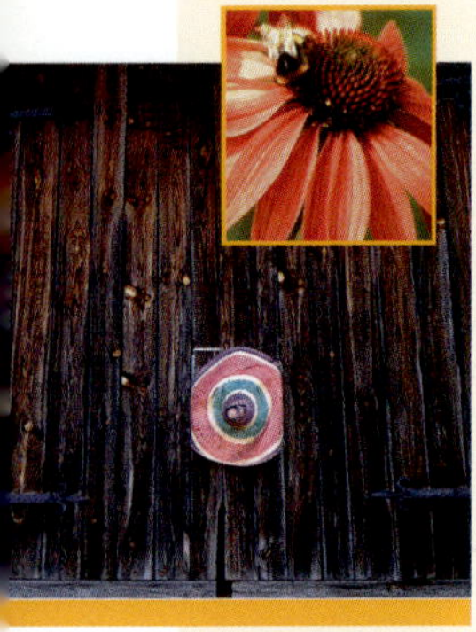

Kein Winter, keine Grippe ohne Sonnenhut

Was sofort einnehmen?

… BODYGUARDS VERSTÄRKT EINNEHMEN

✔ 1. Sofort: **Vitamin C mit Calcium,** 1/2 TL, nach 3 Stunden wieder, im Laufe des Tages auf 3 x 1/2 TL kommen, viel nachtrinken

✔ 2. Sofort: je 1 **Magnesiumorotat** 500 mg (nicht bei Nierenkrankheit), 1 **Zinkorotat** 40 mg, 1 **Selenmethionin** 50 µg (Mikrogramm), nach 6 Stunden wieder, bis zu **2 x täglich!**

✔ 3. Sofort **»Grippecocktail«:** 30 Tropfen Echinacea, Eleuterococcus, Aloe (nicht für Schwangere), Mistel, nach 3 Stunden wieder, aber nur mehr 20, bis **4 x 20 Tropfen**

✔ 4. Sofort **»Grippeabwehr«, die Schleimhautzugbrücke hochziehen:** Koch- oder Meersalznasentropfen, nach 2 Stunden wieder, bis **6–7 x täglich!** Anschließend **3–4 x täglich** Ringelblumensalbe, Nasenöl zum Schleimhautschutz in die Nase geben; für unterwegs gibt es abgepackte Einmaldosen der Kochsalzlösung

✔ 5. Sofort **»Grippespülung«:** Öl ziehen, bis zu 3 x täglich

DAS ERGÄNZENDE »RUNDUMPAKET«

6. **Symbioflor 1:** 3 x 20 Tropfen vor dem Essen
7. **Grippeaperitif:** 4 x 1 TL Flechtenhonig (Weleda) = Isländisch-Moos-Sirup = natürliches Antibiotikum
8. **Homöopathie:** Belladonna C4: 3 x 2 K, 3 x 10 Metavirulent-Tropfen (aus Österreich oder BRD)
9. **Jodtinktur:** bei Grippebeginn: nur ein einziges Mal einen Tropfen in 1/2 Glas Wasser trinken.
10. **Vitamine:** A-, E-, B-Multivitamin, 1 x täglich
11. **Honig,** 1 TL morgens, 3 x **Bienenwaben** kauen, Propolistropfen, 3 x täglich 10 Tropfen in Wasser

Warum Vitamin C sofort?

Eine Studie von Wisconsin bewies, dass Grippekranke mit 4 x täglich 500 mg Vitamin C nur halb so lang und halb so schwer erkrankt waren wie die Kontrollgruppe ohne Vitamin C.
Eine weitere Arbeit belegt den so genannten »Grippe-Vollbremseffekt« von Höchstdosen an Vitamin C im Anfangsstadium einer Erkrankung. Eine Patientengruppe verspürte Müdigkeit, Grippeviren waren nachgewiesen worden. Alle bekamen Höchst-

dosen von Vitamin C, zwischen 4, 6 und 10 g (nicht mg) täglich; es erkrankten nur 20 Prozent, die restlichen 80 Prozent erholten sich von ihrer Müdigkeit und blieben gesund, anscheinend auf Grund der bei den ersten Symptomen kontinuierlich durchgeführten Vitamin-C-Therapie. Dabei konnten nach 14 Tagen aus dem Blut der Erkrankten und aus dem der Gesundgebliebenen Antikörper nachgewiesen werden, das heißt, beide hatten sich für diese Virusgrippe ihre Immunität erworben.

Vitamin C wurde auch in früheren Zeiten als Krankheits- und Erkältungsbremse eingenommen

Der Frostschutz: Ab der Mitte des 18. Jahrhunderts bekamen die britischen Matrosen, gemäß Marineorder, zur Vorbeugung gegen Skorbut, der Vitamin-C-Mangelkrankheit, und gegen Erkältungen regelmäßig Zitronensaft. Damit sie diese unbeliebte, saure »Medizin« tranken, wurde der Zitronensaft mit Rum vermischt. Dadurch senkte sich aber die »Diensttauglichkeit« der Seeleute enorm. Da kam ein Admiral auf die Idee, das Ganze mit heißem Wasser zu verdünnen und mit Zucker zu süßen. Dieser Admiral trug immer einen Mantel aus Grogram (grobes Kamelhaargemisch) und hatte den Spitznamen »Old Groggy«. Sein »Rezept« fand Anklang und bekam seinen Namen, **Grog,** als »Frostschutz« bekannt.

Grog ist auch bei uns ein altes und sehr beliebtes Stimmungs- und Grippehausmittel.

Um der Erkältung entgegenzuwirken, benötigen wir innen und außen Wärme. Der traditionelle Grog wird mit Alkohol, meistens Rum, zubereitet. Die Funktion des inneren Erwärmens übernimmt er wie jedes andere warme Getränk, belastet aber den Organismus durch den Alkoholgehalt. Für eingeschworene Grog-Liebhaber gilt – Rien ne va plus: Nur ein Glas! Die so genannten ➡ **Antigrippedrinks,** S. 85, meistens Teemischungen (Hagebutten-, Schwitz-, Schnupfen- und Hustentee), werden mit ➡ **Glühweingewürzen,** S. 53, erhitzt und mit dem Rezept von »Old Groggy«, nämlich mit Vitamin C (Zitronen-, Orangen-, Sanddornsaft) und Zucker oder Honig und mit Vanille vermischt. Weitere abwehrstärkende Zusätze sind Holunder, Thymian, Zimt, Ingwer, sie alle wärmen und stärken uns. Beim Grog können wir den Alkohol, den Rum, ohne weiteres vergessen, aber auf keinen Fall den ursprünglichen Sinn, das Vitamin C oder den Zitronensaft!

Unser Frostschutz, der Grog, die Antigrippedrinks

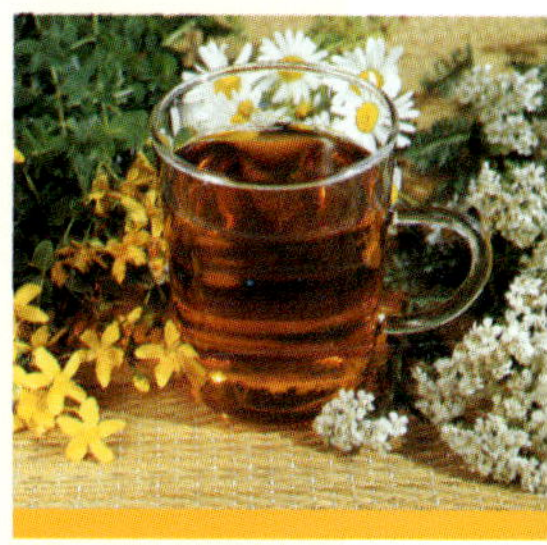

TIPP Abends die 3 Fakire, die Yogaübungen, machen → **Yoga,** S. 93. Morgens und untertags den Akupunkturpunkt Di 4 immer wieder massieren! → **Akupunktur,** S. 84.

Bei Grippe ist es so richtig nett im Bett.

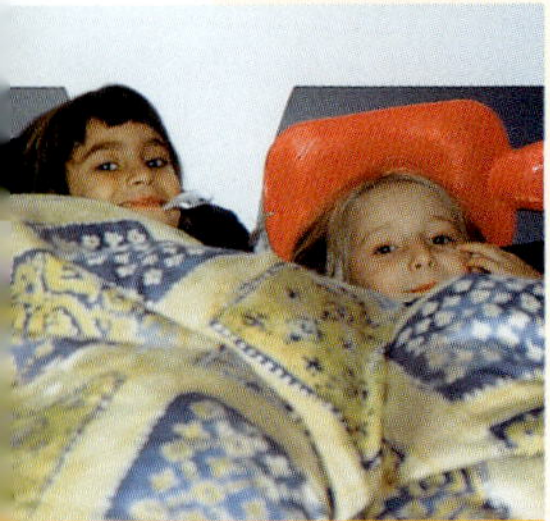

Was sofort tun?

Er-»kält«-ung braucht sofort 2 x Wärme
»Heißer Peter«, »Heißer Paul«

Erste Hilfe zu den Bodyguards:
Innen: »Heißer Peter«: heiße Getränke mit Glühweingewürzen (Zimt!), Schnupfen-Schwitztee, Glühholunder, Zitrone, Honig, Ingwer: »Ritterkaugummi«
Außen: »Heißer Paul«: heißes Fuß- oder Ganzbad, **Inhalieren**

IMMUN-KONTEN FÜLLEN

1. **Atem-Sauerstoff-Konto:** tief ausatmen, seufzen, gähnen, stündlich lüften, Yoga: Krampus, Ziehharmonika
2. **Abhärtungs-, Sport-Konto:** Das gibt es nicht mehr, dafür das Bett-Hausarrest-Konto. Statt sexy Seiden- gibt es nur noch Wollunterwäsche und ein Seidenhalstuch.
3. **Antibiotika, Abwehrstoff-Konto:** Honig, Bienenwaben kauen, immer wieder Knoblauch und Zwiebel als Doktorsuppe, Bruschetta; weiters Kresse, Kräuter, Petersilie, rohes Sauerkraut = ein Enzymspender wie Ananas, Papaya, auch als frische Säfte
4. **Aufbau-Konto:** wenig aufbauen, wenig essen, Obst, Gemüse in den Verkehrsampelfarben → **Ampeldiät,** S. 85. Dazu 3 EL Vollkorn als Flocken, Brot, Keimlinge, viel trinken, vor allem Doktorsuppe oder Tee mit Gewürzen wie Zimt!
5. **Abgabe-, Entgiftungs-Konto:** täglicher Stuhlgang, natürlich oder mit Zäpfchen, Symbioflortropfen, Schleimhautreinigung: 3- bis 4-mal Öl ziehen; Schwitzprozedur mit Schwitztee; lüften
6. **Ah, wie fein:** Das Seelen-Freude-Konto besteht nur noch im Bettkuscheln, im Sich-helfen-Lassen, Arbeitdelegieren, Der-Welt-ihren-Lauf-Lassen.
7. **Ausruh-, Regenerations-Konto:** So lange und so früh wie möglich im Bett sein, auf jeden Fall Mittags-Siesta! Das Schlaf- und Immunhormon Melatonin mit dem Schlaf vor Mitternacht auf den Konten einzahlen!
8. **Aku** = Akupunkturpunkt Di 4 drücken → **Akupunktur,** S. 84

Grippe wurde immer schon über den Darm behandelt, auch bei der Akupunktur.

TIPP

Gar mancher »Grippeanflug« vergeht mit Sonnenhut (Echinacea), feuchter Nasenschleimhaut, einem wohlduftenden Glühholunder, einem weniger duftenden Zwiebelwein, dem »Heißen Peter«, dem »Heißen Paul« und mit Inhalieren!

Jede Wärme, ein Tee, ein Bad, das Inhalieren und das Schwitzen fördern die Durchblutung der Schleimhäute und können unsere Körpertemperatur bis zu einem Grad erhöhen, das gibt dem Immunsystem einen großen Aufschwung.
Bei beginnendem **Schnupfen** und bei **»Eisbeinen«** nehmen wir rasch ein **Fußbad,** am besten mit Salz. Dazu geben wir in einen Eimer eine Hand voll Salz, füllen heißes Wasser, bis es etwa knöchelhoch steht. Fünf Tropfen Latschenkieferöl einrühren und die Füße zehn Minuten baden. Erst ein Bein herausholen, leicht abtrocknen, die Fußsohle mit einer saftigen Zwiebelhälfte kräftig abreiben und eine Wollsocke anziehen. Mit dem zweiten Fuß dasselbe. Ein Gläschen Zwiebelwein tut jetzt gute Dienste. Vom Zwiebelwein weiterhin stündlich einen Esslöffel nehmen.
Zwiebelwein, der Grippewein: 1 Kilo Zwiebeln werden geschält, gemust und zusammen mit 200 g Bienenhonig mit einem Liter Weißwein aufgefüllt, verschüttelt und eine Woche lang ausgezogen. Abgefiltert wird der Wein dunkel und kühl gelagert. Bei Schnupfen, Husten, Grippe und Ähnlichem anfangs stündlich, später 3-mal täglich 1 Esslöffel davon einnehmen.
Glühholunder: Ein Holunderbeersaft wird mit Glühweingewürzen erhitzt, mit Bienenhonig, Zitronensaft und Ingwer verrührt; so kann er eine Grippe in ihren Anfängen sehr oft stoppen.
Glühweingewürze: Hagebutten, Hibiskusblüten, Apfel- und Orangenschalen, Vanilleschote, Rotbusch, Zimt, Korinthen, Nelken, Zitronenschalen, Sternanis.
Die altbekannten **Grippekräuter:** Stinkender Storchschnabel, Engelwurz, Ysop haben – als Tinktur stündlich eingenommen – auch einen virenfeindlichen Effekt.
Ingwer-Rosen-Tee: Ein etwa 2 cm langes Stück einer frischen Ingwerwurzel, in feine Scheibchen gehobelt, wird mit 200 ml kaltem Wasser aufgesetzt, zugedeckt 5 Minuten lang geköchelt und zusammen mit einem Griff getrockneter Rosenknospen weitere 5 Minuten zugedeckt ausgezogen. Mit Bienenhonig gesüßt, ergibt das ein wirkungsvolles, von innen wärmendes, schweißtreibendes, aber auch stärkendes Grippegetränk.

Wir haben die Wahl: Glühholunder, Zwiebelwein, Ingwer-Rosen-Tee.

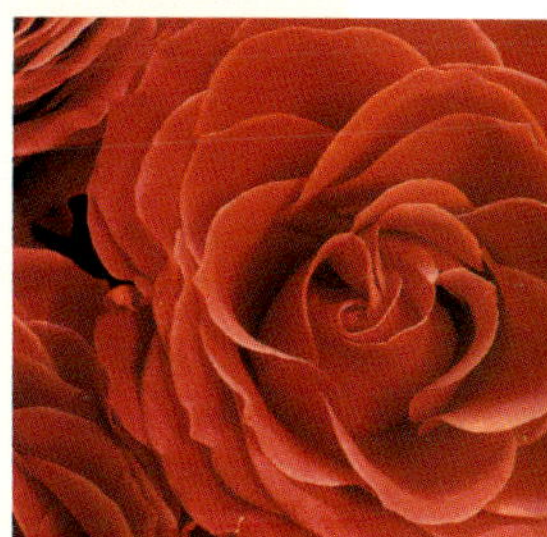

Wir schwitzen unsere Grippe aus.

Schnupfentee: Gleiche Teile Schlüsselblume, Breitwegerich, Frauenmantel, Lungenkraut mit Honig und Ingwer.

Schwitztee: Schweißtreibender Tee (»Aspirintee«): Lindenblüte, Mädesüß, Holunder, Melisse und 10 Tropfen Grapefruitkern-Extrakt mit Honig, Ingwer und Zitronensaft.

Wenn keine Magenbeschwerden und keine Blutgerinnungsstörungen bekannt sind, 1 Aspirin einnehmen.

Nacken und Schläfen mit **Pfefferminzöl** oder japanischem Heilpflanzenöl einreiben (Vorsicht Augen).

Durch das Krampus-Zungenblecken stärken wir die Mandel- und Rachenregion.

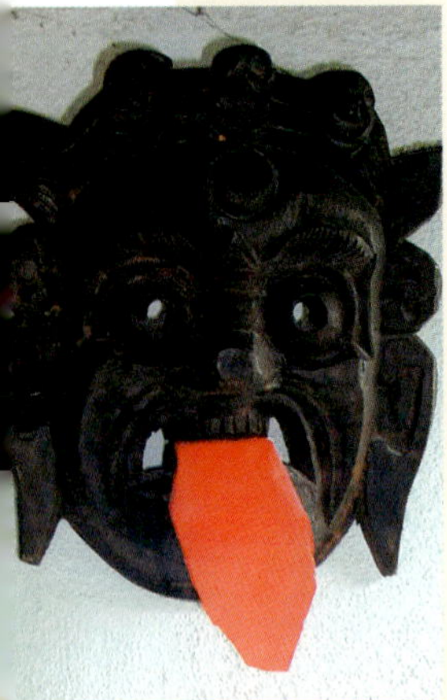

Schwitzprozedur: Wir legen uns mit zwei bis drei heißen Wärmflaschen ohne Ohren – das heißt allein! – für ca. eine Stunde ins Bett. Ein Handtuch um den Kopf wickeln. Mit zwei Tassen Schwitztee, mit 2–3 Federbetten zugedeckt liegen und schwitzen wir, bis es Hochwasseralarm gibt. Den Schweiß rasch mit lauwarmem Wasser abwaschen. Anschließend legen wir uns zum Nachschwitzen und Schlafen in das frisch überzogene Bett zurück. Weiter in stündlichem Wechsel einen Esslöffel Zwiebelwein, Glühholunder, 10 Tropfen Echinacea und 3-mal täglich 10 Tropfen Grapefruitkern-Extrakt einnehmen. Dann gibt es die, wegen des Schweiß-Salz-Verlustes, gut gesalzene → **Doktorsuppe**, S. 86.

Inhalieren: Mit zerquetschten Wacholderbeeren, Zitronenschalen, 10 Tropfen Grapefruitkern-Extrakt, Eukalyptus- oder Latschenkieferöl.

Duftlampe: Heilpflanzenöl, Thymian, Salbei, Zirbelkiefer.

Yoga: Wenn uns nicht gerade der Chef ansieht, können wir immer wieder das »Krampus-Zungenblecken« zur Halsdurchblutung üben, für die Bronchien und die Lunge die »Ziehharmonika« → **Yoga**, S. 93.

TIPP Kein Winter, keine Grippezeit ohne Sonnenhut (Echinacea), Immun-Konten sparen oder füllen!

Haben uns so ein paar Winzlinge, die Grippeviren, erwischt, zücken wir die Kreditkarte unserer prall gefüllten Immun-Konten: Die Viren buchen lässig ab, wir dagegen zahlen wieder eifrig ein und sparen!

Wir sparen und stoppen die größten Ausgaben.

Sparen: Spätestens jetzt ist es Zeit, von unseren Immun-Konten nicht mehr viel abzubuchen, sondern verstärkt einzulegen. Sparen können wir bei den größten Immun-Abbuchungen – Nikotin, Alkohol, Stress, Schlafdefizit, Kaffee (möglichst nicht mehr als einen pro Tag trinken)!

Bei Nikotin und Alkohol
Fühlt sich der Mensch besonders wohl.
Und doch, es macht ihn nichts so hin
Wie Alkohol und Nikotin.

EUGEN ROTH

»Rauchen aufhören ist ganz einfach«,

SCHREIBT MARK TWAIN,

»ich habe es schon über 100-mal versucht.«

Wenn wir wirklich krank werden, geht es meist sehr leicht, mit den Zigaretten, dem Alkohol, den langen Nächten aufzuhören; dann ist es recht einfach, gesund zu leben. Aber – müssen wir bis zur Krankheit warten? Vielleicht haben wir einen starken Partner?

Zwei Frauen ratschen miteinander.
Die eine erzählt der anderen: »Mei Monn hot si jetzt
des Raucha abgwöhnt.«
Die andere meint: »Des konnt mei Monn leida net.
Da ghört scho a starke Willenskraft dazua.«
Drauf sagt die eine: »De hab i!«

Das von den »Lastern« oder den Viren geschwächte Immunsystem erholt sich nur, wenn wir uns erholen – in Ruhe und möglichst ohne Kontoplünderer.

Konto-Plünderer: ausgetrocknete Schleimhäute, ausgetrockneter Körper, zu viel Arbeit, Hetze, zu viel Schlemmerei, »Mitternachtsspaghettata« statt Schlaf, Ärger, wie Kleingeldmünzen gesammelt, gestapelt, Zigaretten, Alkohol, Kaffee, Hochleistungssport, »Fast Food«, überheizte Räume, Innenraumchemikalien, Elektrosmog.

Kontoplünderer werden eingebremst, Konto-einzahlungen werden erhöht.

Konto-Einzahlungen: Entgiften, Ausruhen, »Hob-mi-gern …«-Mentalität, die zwei »Wunderknaben« in der Nahrung, Zwiebel und Knoblauch. Hände weg vom Gesicht!

Am besten beginnen wir jetzt – in diesem Vorstadium – an den Arzt zu denken

Studenten wollten den Arzt und Professor Heim in Berlin auf den Arm nehmen. Einer legte sich ins Bett und heuchelte. Der berühmte Mediziner kam, sah sich im Raum um, schnupperte die Luft, sprach ein paar Sätze mit dem Simulanten und gebot: »Zunge raus! Weiter, weiter, noch weiter! So ist es gut. Und nun leck Er mich ...!«

Wann den Arzt rufen?

Den Arzt nicht zu früh, aber auch nicht zu spät holen! Das ist die Kunst, die ein Patient und seine Umgebung beherrschen sollen, dazu gibt es ein paar Tipps unter ➡ **Arzt,** S. 85.

»Bitte Herr Doktor, auf Deutsch, was fehlt mir?«
»Nichts, Sie sind, auf Deutsch, ein Säufer,
ein Fresser, ein Faulpelz.«
»Danke, und auf Lateinisch, für meine Frau
und für die Firma?«

Wenn der Hahn schreit, ist es für den Morgenkaktus Zeit!

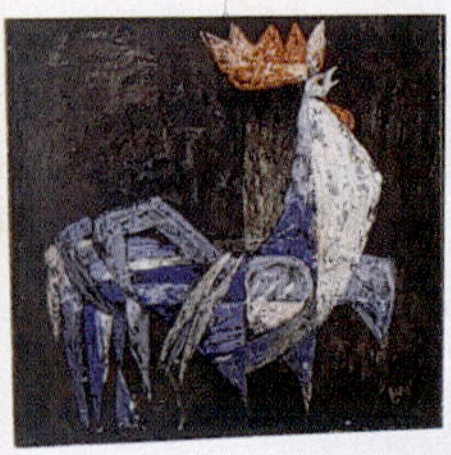

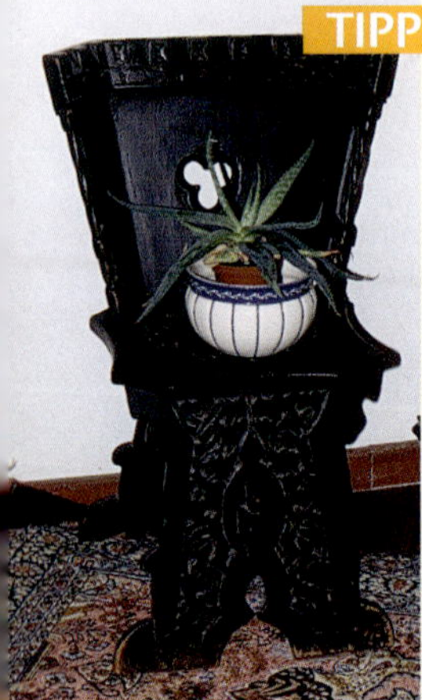

Tagesablauf mit leichter Grippe

Morgens im Bett: gähnen, lachen, 1/2 Liter warmen Tee (Thermosflasche) mit Vitamin C und Gewürzen, Zimt, trinken
Badezimmer: heiß-kalt duschen oder wenigstens Beine, Brust, Gesicht kalt waschen. Öl ziehen während des Duschens. Nasenschleimhäute befeuchten, anschließend Ringelblumensalbe hineintupfen

TIPP Untertags »Krampus-Zunge« blecken!

Morgenkaktus: Stuhlgang
Frühstück: viel trinken, vitamin-C-hältigen Hagebuttentee, 1 TL Honig, Bienenwaben kauen
Nur bei echtem Hunger essen: Früchte (Apfel), etwas Vollkorn als Flocken, Brot, Brei, Suppe
Nichts Fettes, kein Fleisch, keine Wurst, keine Milchprodukte, keinen Käse (Schleimbildung!)
30 Tropfen Grippecocktail, 1/2 TL Vitamin C, 1 Magnesium, 1 Zink, 1 Selen, 1 Multivitamintablette, Schnupfentee mit Ingwer für das Büro abfüllen!
Kleider: Woll-, Seiden-, Baumwollunterwäsche, keine Vollsynthetik – auch als Socken nicht, Seidenhalstuch, Schuhe mit Gummisohlen, um die Füße warm zu halten
Büro: Stündlich »Zugbrücke hochziehen«: Nasentropfen; lüften, Luft besprühen, »Schnupfentee« mit Ingwer, Vitamin C

Hände waschen – Hände weg vom Gesicht!

Jause: Zur Auswahl Apfel, Orange, Studentenfutter: Nüsse, Trockenfrüchte, eventuell auch Exoten wie Ananas, Bananen, Papaya, frisch oder getrocknet; Karotte (unverzichtbar bei Computerarbeit)
Esberitox-Tabletten (Echinacea) 2–3 x 2 Tabletten lutschen, wenn wir keinen Grippecocktail im Büro zur Verfügung haben.
Grippecocktail: 30 Tropfen aus der Mischung Echinacea, Eleuterococcus, Aloe (nicht für Schwangere), Misteltropfen. Dazu Kochsalznasentropfen, Ringelblumensalbe, 1/2 TL Vitamin C mit Calcium
Grippeaperitif: 1 TL Flechtenhonig = Isländisch-Moos-Sirup
Während der Jause nicht Kleingeld-Ärger sammeln, sondern ein **Lachen** oder ein »Krampus-Zungenblecken« riskieren.

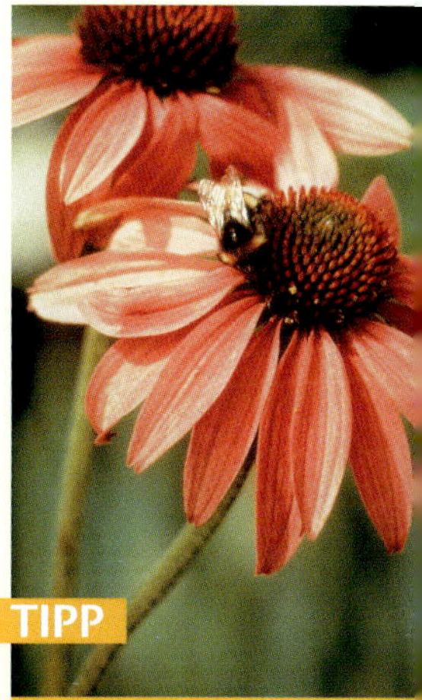

Kein Büro ohne Sonnenhut

Kein Büro ohne Sonnenhut (Echinacea)!

Mittagessen zu Hause: Ampeldiät, Küchenkräuter als natürliche Antibiotika, Spurenelemente durch Vollkorn, rohes Sauerkraut, Doktorsuppe, Keimlinge als Vitamin-Spurenelement-Bomben für die Widerstandskraft
Gerste als natürlicher Selenspender unserer Vorfahren
Kein Kaffee! Dafür gibt's »Schnupfentee« mit Vitamin C, Ingwer.

TIPP

Den Akupunkturpunkt Di 4, die »Grippehandbremse«, drücken!

Mittagessen Mensa: Ampeldiät, das sind verschiedene Salate, Gemüse, Gemüsesuppen, Nudelgerichte, Kartoffeln, Reis, Obst, möglichst keine schwer verdaulichen Saucen.
Anschließend **Grippe-Bodyguards:** 1/2 TL Vitamin C mit Calcium, Grippecocktail (30 Tropfen): Echinacea, Eleuterococcus, Aloe (nicht für Schwangere), Misteltropfen
Grippeabwehr: Kochsalznasentropfen, Ringelblumensalbe
Grippeaperitif: 1 TL Flechtenhonig
Siesta, Schlaf: Melatonin tanken = schon 10–20 Minuten Mittagsruhe geben dem Immunsystem, das nur in der Ruhephase arbeiten kann, eine Chance zur Abwehrbereitstellung für den Nachmittag! Auch im Büro können wir uns 10 Minuten entspannen.

Nachmittags stündlich: »Zugbrücke« Kochsalznasentropfen, lüften, Luft befeuchten, Schnupfentee mit Ingwer, Vitamin C

TIPP

Schleimhautzugbrücke hoch: für eine feuchte Nase – »Bello-Schnauze« – sorgen!

Abendessen: verstärkt Zwiebel, Knoblauch, Bärlauch, wieder Ampeldiät, 1 Magnesium, Selen, Zink
Grippe-Bodyguards: 1/2 TL Vitamin C, Calcium
Grippecocktail: 30 Tropfen Echinacea, Eleuterococcus, Aloe (nicht für Schwangere), Misteltropfen
Grippeabwehr: Kochsalznasentropfen, Ringelblumensalbe
Grippeaperitif: 1 TL Flechtenhonig
Vor dem Schlafengehen: Öl ziehen, inhalieren, Zimmerluft befeuchten, Bienenwaben kauen, die drei Fakire, Krampus, Kerze, Ziehharmonika, üben

TIPP

Gar manches »Schnupfen-Tropfhähnchen« wird abends oder nachts zum »Nasen-Verstopfhähnchen«. Wie die Prinzessin auf der Erbse lagern wir den Oberkörper auf den Pölstern der ganzen Familie hoch, damit die Schleimhaut nicht anschwillt und der Schleim abrinnt!

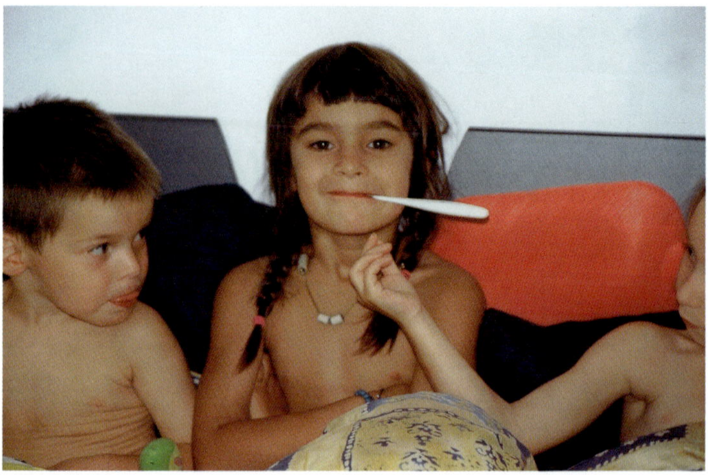

Noch sind wir fidel, zur Vorsicht wird aber Fieber gemessen.

stark k.o. *o.k. werden*

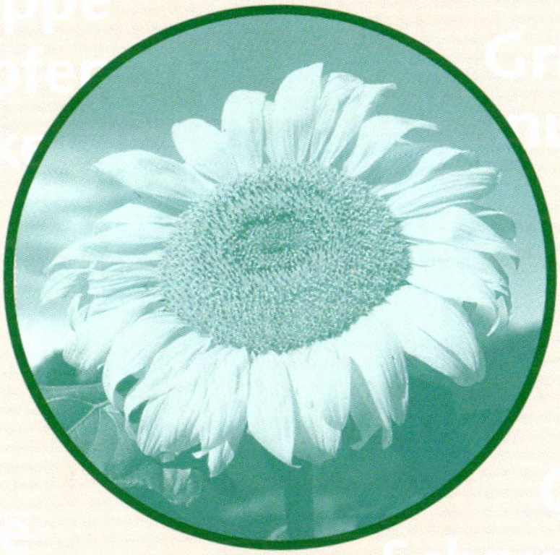

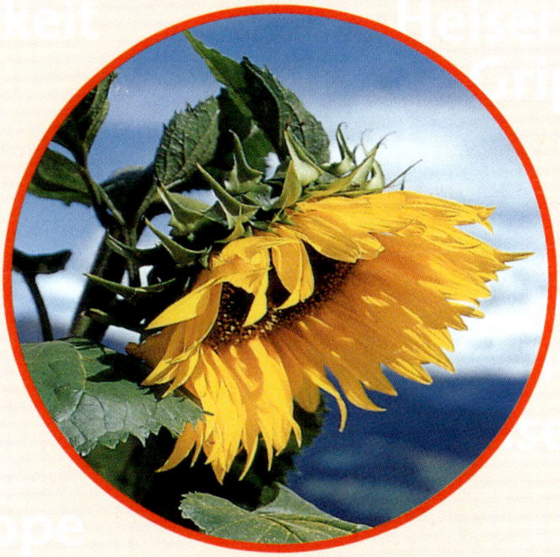

Stark k.o. mit Fieber, verschnupft – bald wieder o.k.

A – B – A: Arzt – Bodyguards – Abwehr-Konten

Karl Valentin zum Arzt:
»Mein Hals tut weh, die Ohren singen,
die Füße wollen nicht so recht;
das Kopfweh hört nicht mehr auf,
der Stuhlgang will partout nicht ans Tageslicht,
und – wenn ich von mir selbst reden darf:
Ich fühl mich auch nicht wohl!«

Haben wir Fieber, ergreift uns die Grippe mit ihrer vollen Kraft, dann ergeht es uns ähnlich wie Karl Valentin, wir fühlen uns ganz und gar nicht wohl!
Jede Krankheit, auch eine schwere, fängt »klein« an, meist mit Schnupfen. Nach zwei, maximal drei Tagen ohne deutliche Besserung und bei Fieber dürfen wir die Feuerwehr, den Arzt, nicht vergessen!
Bei schlechter Immun-Kontenlage können sich weitere, zum Teil schwere Krankheiten entwickeln ➡ **Arzt,** S. 85.

Der zweite Alarm löst unser Katastrophen-programm aus.

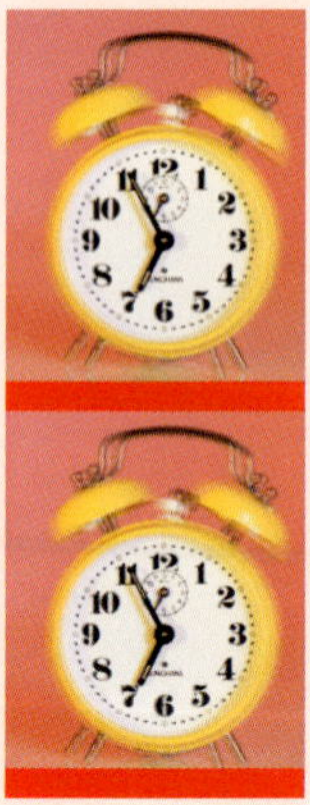

Unser Katastrophen-Abwehr-Programm

Bei einer Invasion von Viren oder Bakterien ertönt die **erste Alarmsirene** in unserem Körper, das ist die Müdigkeit. Bei stärkerer Invasion ertönt der **zweite Alarm,** mit ihm klickt sich in unserem Körper das Katastrophen-Abwehr-Programm mit all seinen Phasen ein. Wie beim Feuerwehralarm wird alles liegen und stehen gelassen, folgende Sofortmaßnahmen werden aktiviert:

1. Fieber,
2. Erschöpfung,
3. Appetitlosigkeit,
4. Muskelschwäche oder Schmerzen.

McNepp trifft während einer Grippeepidemie
seinen Nachbarn, der Arzt ist, im Kino.
Sofort möchte er ein Gratisrezept:
»Was tun Sie eigentlich, wenn Sie Grippe haben?«
»Das ist verschieden«, sagt der Doktor,
Schotte wie sein Patient, »husten, niesen, schnäuzen,
frösteln, schwitzen.«

1. Fieber – warum?

»… gib mir die Macht, Fieber zu erzeugen,
und ich heile jede Krankheit!«

PARMENIDES

Fieber, das heilende Feuer, wird von unserem Immunsystem als Abwehrreaktion gegen Viren und Bakterien erzeugt. Forschungen ergaben Folgendes:

- **Viren leben** fröhlich und vermehren sich fidel alle 20 Minuten bei Temperaturen um die 30 Grad, unser Körper, der wärmer ist, bietet ihnen keine ideale Wohnstatt. Heizt das fürsorgliche Immunsystem noch dazu bei Virenbefall mit Fieber ein, haben die Viren und die Bakterien Schwierigkeiten, selbst zu überleben, und nicht allzu große Lust, Saft und Kraft zur Vermehrung.
- Die verschiedenen Immunzellen bilden **Antikörper.** Sie sind ausgebildete Spezialeinheiten, um die Grippeviren anzugreifen, diese Antikörper erfüllen ihre Funktion bei erhöhter Temperatur wesentlich besser.
- Um 39 Grad steigt nachweislich das **Interferon** und damit die Anzahl der Abwehrzellen an.

Fieber ist ein Virenkiller.

Fieber ist
ein heilsames Feuer,
das wie jedes Feuer
unter Kontrolle gehalten werden muss.

Fieber ist

- meistens am Abend am höchsten,
- in seltenen Fällen der Verursacher von Kreislaufbeschwerden, also Bettruhe einhalten,
- die Müllabfuhr und das heilende Feuer in uns; möglichst nicht durch schwer verdauliches Essen (Fleisch, Wurst, Gebackenes) stören,
- ein Bakterien- und Virenkiller, je höher die Temperatur, desto wirksamer. Wir können das noch unterstützen durch natürliche Antibiotika wie Kren, Zwiebel, Knoblauch, Kresse; Entzündungshemmer wie Sauerkraut, Ananas; Schwitztee u. a.,
- ein Ausscheidungsmechanismus für Giftstoffe und Stoffwechselschlacken (Schweiß). Deshalb den Körper mit Essig-

wasser oder normalem Wasser abwaschen und den Patienten viel trinken lassen,
- eine Anregung für unsere Antikörperbildung und somit für das Immunsystem.

2. Erschöpfung bei Grippe

So genannte Antikörper, Interleukine, bewirken bei Grippeerkrankung auf Umwegen, dass der Körper Fette und Zucker nicht mehr optimal speichern kann. Diese Energieträger stehen somit nicht mehr uns und unsere Aktivität, sondern unserem Immunsystem zur Verfügung.
Wir sollten die Weisheit unseres Körpers achten und uns ins Bett oder wenigstens zu einer Siesta zurückziehen. Erst nach dem Abfiebern, am zweiten Tag, beginnen wir mit der Regenerationskur und einen Tag später mit unserem gewohnten Leben.

Bei Fieber gibt es nur eine große Liebe, das Bett.

3. Appetitlosigkeit bei Grippe

Verdauung benötigt enorm viel Energie, wir brauchen nur an eine satte Schlange denken, wie müde sie nach einem »Mausschmaus« ist und wie wir uns nach einem Gänsebraten oder einem ähnlichen Festessen fühlen.

3. Muskelschwäche bei Grippe

Muskelschwäche oder Muskelschmerzen sollen dazu beitragen, dass wir langsamer »treten« oder uns ins Bett legen und wieder Energie für das Immunsystem sparen.

TIPP Nur kein Heldentum, im Vordergrund stehen das Bett und die Hilfe der anderen, die wir erbitten und nicht »grantig«, sondern dankbar annehmen.

Vom **B – B – B** des zweiten Stadiums (Bodyguards, Bad, Bett) bleibt nur noch B – B = Bett, Bodyguard übrig. Bei Fieber dürfen wir kein Bad nehmen, dafür verständigen wir den Arzt.

Sofort eine »Grippe-Vollbremsung« starten mit

✔ 1. Vitamin C
✔ 2. Echinacea, Sonnenhut
✔ 3. Schleimhautzugbrücke hochziehen
✔ 4. »Heißer Peter«: Glühholunder, Schwitztee mit Honig, Bienenwaben, Zitronensaft, Ingwer
✔ 5. Wunderknaben: Knoblauch, Zwiebel (Doktorsuppe oder Zwiebelwein)
✔ 6. »Heißer Paul«: Bett – Schwitzprozedur

»Gripppe-Vollbremsung« mit Bodyguards, »Heißem Peter« und »Heißem Paul«

Was sofort einnehmen?

BODYGUARDS VERSTÄRKEN

1. **Sofort Vitamin C mit Calcium,** 1/2 TL, nach 3 Stunden wieder, im Laufe des Tages auf 4 x 1/2 TL kommen (oder alle 2 Stunden 1/3 TL), viel nachtrinken
2. **Sofort** je 1 **Magnesiumorotat** 500 mg (nicht bei Nierenkrankheit), 1 Zinkorotat 40 mg, 1 Selenmethionin 50 µg (Mikrogramm), nach 6 Stunden wieder, bis 3 x je eines täglich für 3 Tage, dann 2 x je 1 für 3 Tage, dann je 1 täglich!
3. **Sofort Grippecocktail:** 30 Tropfen der Mischung Echinacea, Eleuterococcus, Aloe (nicht für Schwangere), Mistel, bis 4 x 30 Tropfen täglich
4. **Sofort Grippeabwehr, die Schleimhaut-Zugbrücke hochziehen,** Koch- oder Meersalznasentropfen, alle 2 bis 3 Stunden, bis 7- bis 8-mal täglich! Ringelblumensalbe, Nasenöl zum Schleimhautschutz in die Nase geben.
5. **Sofort Grippespülung:** Öl ziehen, 3- bis 4-mal täglich
6. Weiters die vom **Arzt** verschriebenen Medikamente: Bei **Antibiotikatherapie** beginnen wir eine Begleittherapie.

DAS ERGÄNZENDE »RUNDUMPAKET«

Das »Grippe-Rundumpaket«

7. **»Grippeaperitif«:** 5 x 1 TL Flechtenhonig (Weleda) = Isländisch-Moos-Sirup = natürliches Antibiotikum
8. **Honig,** 3 x 1 TL (auch im Tee), 3 x Bienenwaben kauen, 3 x 10 Propolistropfen täglich in Wasser
9. **Schwitz- oder Schnupfentee:** Einzeln oder gemischt Lindenblüten, Holunder, Kamille, Hagebutten aufbrühen, etwas Zitronensaft, Honig dazugeben – keinen Ingwer bei hohem Fieber! – dazu 3 x 10 Ginsengtropfen
10. **Vitamine:** A-, E-, B-Multivitamin, 1 Tablette täglich
11. **Homöopathika** ➠ S. 67

Wiederaufbau nach Antibiotika

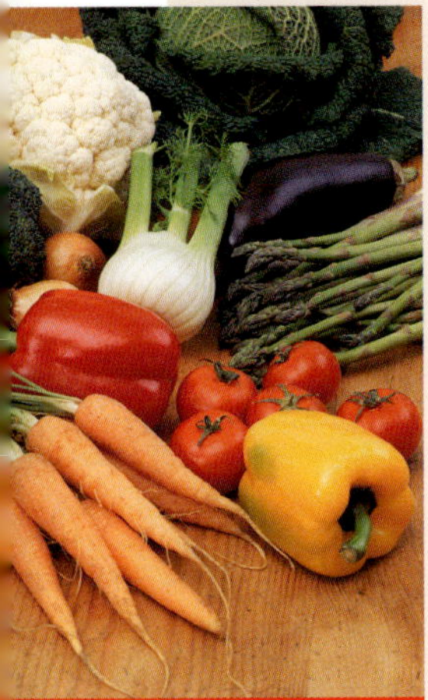

Antibiotika wirken bei Bakterien, nicht bei Viren. Da sich bei einer viralen Erkrankung sehr oft auch Bakterien ansiedeln, verschreibt der Arzt bei Grippe manchmal Antibiotika. Bei Fieber sollen wir auf jeden Fall zu den **natürlichen Antibiotika** greifen. Auch während der Therapie mit künstlichen Antibiotika nehmen wir die aus der Natur weiter. Siehe die »kleinen und die großen natürlichen Superbomber« ➜ S. 29 aus unserer »Küchenapotheke« und die Flechten im Antibiotika-Abwehr-Konto.

Nach ärztlicher Antibiotikakur sind nicht nur die krankmachenden Keime, sondern auch unsere »guten« Bakterien, die Darmkeime, zum Teil »erledigt« oder beleidigt. Wir haben im Darm ca. eineinhalb Kilogramm Immunzellen, das sind ca. zwei Drittel unseres Immunsystems, ein sehr großer Anteil, den wir schnellstens wieder aufbauen sollten:

- Bakterienpräparate mit Lactobacillus acidophilus, Bifidusbakterien, auch Darmkeime wie Symbioflor Nr. 1, Infloran sind möglichst vor dem Essen einzunehmen und nicht mit zu heißen oder zu kalten Getränken, die die Bakterien abtöten könnten.
- Vitamin C – als Calciumsalz, 1. Woche: 3 x $^{1}/_{3}$ TL; 2. Woche: 2 x $^{1}/_{3}$ TL; 3. Woche: 1 x $^{1}/_{3}$ TL abends
- Echinacea-Tropfen – eventuell Grippecocktail, 1. Woche: 3 x 20 Tropfen; 2. Woche: 2 x 20 Tropfen; 3. Woche: 1 x 10 Tropfen morgens
- Bodyguards, 1. Woche: je 1 Magnesium-, Zinkorotat, Selenmethionin 50 µg (Mikrogramm) jeden dritten Tag; 2. und 3. Woche: je 1 von allen dreien am Sonntag
- Naturjoghurt (ohne Zucker und Marmelade)
- Sauerkraut, am besten roh
- Viel trinken, auch Molke
- Vitamin-B-Komplex für 3 Wochen, bei Verdacht auf Blutarmut Kräuterblutsirup aus dem Reformhaus
- Homöopathisch entgiften: 1 x Sulfur C 30: nur 1 x 2 Kügelchen; nach 3 und nach 7 Tagen wieder 2 Kügelchen;

  Berberis C 4: für 14 Tage 2 morgens früh, 2 abends im Bett; Carduus marianus (Mariendistel, Lebermittel), Tropfen: drei Wochen 3 x 10 Tropfen vor dem Essen; Thuja C 30 sofort nach dem letzten Antibiotikum 2 lutschen, anschließend nehmen wir jeweils einmal im Monat, am Neumondtag für zwei Monate (= zweimal) je 2 Kügelchen ein.

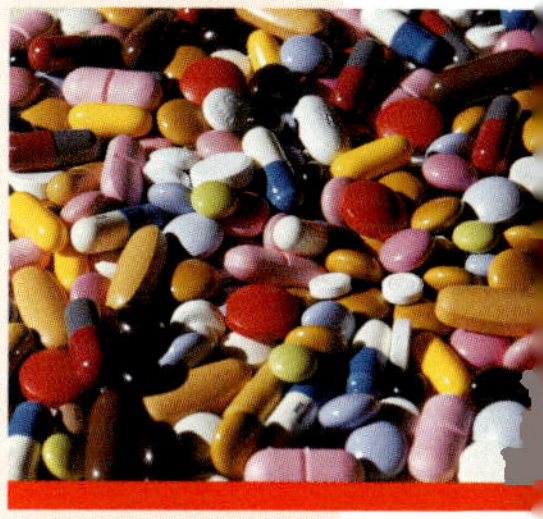

Der Apotheker zum Kunden: »Die gelben Pillen nehmen Sie,
wenn Ihnen von den rosafarbenen übel wird.
Die rosafarbenen müssen Sie nehmen,
wenn Sie auf die grünen allergisch reagieren,
und die grünen sind gegen Ihre Erkältung.«

Unser Grippe-Fieber-Programm wird nun ins Bett verlegt: Bodyguards – Bett – Arzt – Bett – Schwitzen – Bett – Trinken – Bett – Stuhlgang – Bett – natürliche Antibiotika – Bett – Aku – Bett – Homöopathie – Bett – Krampus, Ziehharmonika – Bett

Unser Bett- und Busentag

Der deutsche Buß- und Bettag wird zum Bett- und Busentag, wobei es sich beim Busen nur mehr um Brustwickel handelt!

TIPP

Bei Fieber kuppeln wir den »Rallye-Gang« aus, legen den langsamsten Gang oder den Leerlauf (= Bett) ein, das heißt, bei Fieber gibt es mindestens einen Bett- und Busentag!

Die Erde dreht sich auch ohne unser Zutun.

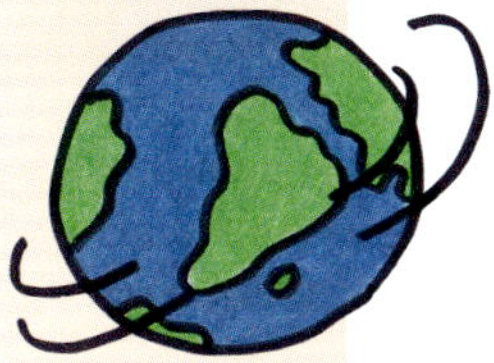

Damit können wir jeden Stress leichter loslassen.
Die Welt muss und wird auch ohne uns weiter bestehen, vielleicht anders als wir es uns vorstellen, aber

… die Erde dreht sich weiter!

Wir nehmen uns Zeit.

Zeit haben nur diejenigen,
die es zu nichts gebracht haben.
Damit haben sie es weiter gebracht
als alle anderen.

GIOVANNI GUARESCHI

Wir lassen die Welt, das Geschäft, die Arbeit wissen: »Welt, ich bin mit Dir verschnupft, bleib draußen!«
Denken wir an unsere Pflichten, Ziele, Arbeit, ja sogar beim Gedanken an unsere Freizeit sind wir meistens in einem unbewussten Spannungszustand. Spannung verbraucht Energie, die wir in Grippezeiten dem Immunsystem zur Verfügung stellen sollten. Wissenschaftler haben schon nach 20-minütigem Beten, Meditieren, Musikhören bis zu 15 Prozent Steigerung der Immun-Abwehrzellen festgestellt.
Gar mancher findet in kranken Tagen wieder zu seiner Seele, vielleicht auch zu Gott.

Unser Vitamintrunk

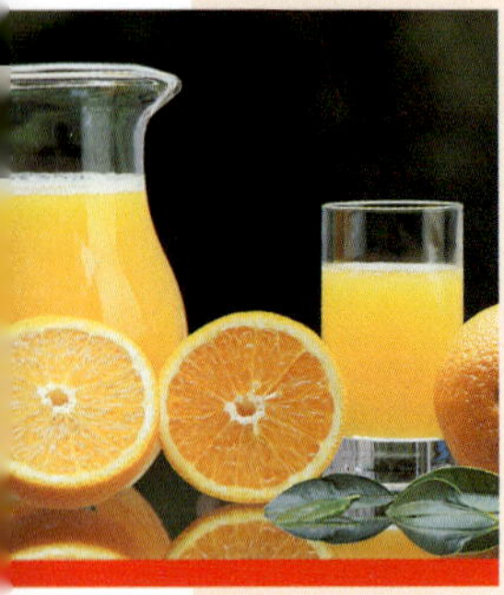

Gähnen, lüften, trinken, schlafen!

Was tun?

Bei Fieber zählt nur mehr der »Heiße Peter«:
Innen warme, nicht zu heiße Getränke, Schnupfen- und Schwitzee mit Glühholunder, Zimt, Zitronensaft, Honig – keinen Ingwer bei Fieber! – »Ritterkaugummi«
Außen nasse, kalte Tücher, auch Essigwickel, auf die warmen, nicht auf die kalten Füße, Waden legen; Wickel nicht zudecken, verdunsten lassen! Brust, Rücken einreiben mit Ringelblumen-Thymian-Salbe, Brustwickel, Naturwolle im Seidentuch mit einer Wärmflasche auf die Brust legen.

IMMUN-KONTEN FÜLLEN

1. **Atem-Sauerstoff-Konto:** Tief ausatmen, seufzen, gähnen, stündlich lüften, Yoga: Krampus, Ziehharmonika, keine Yoga-Kerze! Inhalieren: Kamille, Latschenkieferöl, Salzwasser, Thymian
2. **Abhärtungs-, Sport-Konto** wird Bett-Hausarrest-Konto
3. **Antibiotika, Abwehrstoff-Konto:** Bienenwaben kauen, Honig, die zwei Wunderknaben Knoblauch und Zwiebel als Doktorsuppe, als Bruschetta; Gemüsesuppe, frische Säfte mit Karotten-Apfel-Sellerie-Orangen-Zitronensaft, Kresse, Kräuter, Petersilie; Enzymspender: rohes Sauerkraut, Ananas, Papaya
4. **Aufbau-Konto:** wenig oder nichts essen, dafür stündlich trinken. Tee, Doktorsuppe, Hafer-, Dinkel-, Hühnersuppe. Knapp vor dem Verhungern: Obst, Gemüse in den Verkehrsampelfarben ➠ **Ampeldiät,** S. 85, Honig, Trockenfrüchte, Nüsse, Vollkorngebäck
   Eiweiß frühestens nach zwei Krankheitstagen in leicht verdaulicher Form, z. B. Topfen (Quark), Sojasprossen blanchiert, Naturjoghurt, wenn kein Schleim in Hals, Nase, Ohren, Bronchien, Lunge vorliegt.
5. **Abgabe-, Entgiftungs-Konto:** täglicher Stuhlgang, natürlich oder mit Zäpfchen; Schleimhautreinigung: 3- bis 4-mal Öl ziehen, schwitzen – Schwitztee; lüften
6. **Ah, wie fein:** Das Seelen-Freude-Konto besteht nur noch im Bettkuscheln, der Welt ihren Lauf lassen.
7. **Ausruh-, Regenerations-Konto:** So lange wie möglich im Bett bleiben! Kein Fernseher, kein Radio
8. **Aku** = Akupunkturpunkt Di 4 drücken

»Spezielles« für spezielle Symptome, aber auch Bodyguards dazu einnehmen!

Arzt (nicht vergessen), S. 85

K = Kügelchen bei homöopathischen Arzneien, wir lassen sie unter der Zunge zergehen. Statt je 2 Kügelchen »C« können wir auch je 5 Kügelchen einer »D«-Potenz einnehmen.

- **Fieber, Frösteln:** Bei Fieber kein Bad! Alle Stunden trinken! Aconit C 30, nur ein einziges Mal 1 x 2 K, es wirkt am besten bei Rötung ohne Schweiß; anschließend nehmen wir 3 x 2 K täglich Belladonna C 4 während der ganzen Krankheit, 3 x 2 K Gelsemium C 4 bei Benommenheit und Zittern.
- **Bei Fieberblasen, Herpes:** Leider sind die lästigen Bläschen nur selten ein Erinnerungsstück an eine leidenschaftliche Nacht, sondern ein Zeichen unseres persönlichen Konto-Crashs. Unsere Immun-Konten sind säuberlich blankgeräumt, gähnend leer. Meistens werden sie durch zu viel Sonne, Menstruation, Ärger, sogar Ekel, Schlafdefizit und natürlich auch durch Fieber hervorgerufen.

  Die Herpesviren bleiben nach der ersten Infektion unsere Daueruntermieter, die, wenn wir nicht mehr Herr im Hause sind, also geschwächt sind – »Radau« machen und in Bläschen aufblühen.

  Einnehmen: Möglichst sofort bei Beginn 3 x 2 Lysin-Kapseln zu 200 mg für vier Tage (dann 3 x 1) einnehmen, dazu Vitamin C mit Calcium 3 x 1/2 Teelöffel, Vitamin-B-Komplex 2 x 1 Tablette. Die Alge Spirulina versorgt das Immunsystem mit Selen, Betacarotin und Vitamin B auf natürliche Art. Oder die Bodyguards Selen und Zink 7 Tage täglich 2 x 1, dann weiter je 1 täglich. Solange Bläschen sind, lutschen wir 3 x 2 K Rhus toxicodendron C 4. Bei immer wiederkehrendem Herpes nehmen wir die Herpesnosode (Stauffen) ein: Täglich 1 Ampulle nüchtern trinken; Eigenbluttherapie kann ebenfalls das Immunsystem gegen den Herpes stimulieren. Lysin ist eine Aminosäure, die den Herpesviren die Freude am Vermehren nimmt; eine andere Aminosäure, das Arginin, dagegen ist pure Entwicklungshilfe dieser Viren.

  Diät: Es ist ratsam, für zwei Wochen auf argininhältige Lebensmittel wie Hasel-, Erdnüsse, Mandeln, Walnüsse, Kakao, Schokolade und Sonnenblumenkerne zu verzichten. Lysinhältiges Essen wie gekochte Buchweizenkörner, Fisch, Ziegen-, Schafsmilch, Mungobohnen, Ei, Avocado, Edelhefepulver stärkt das Immunsystem gegen die Herpesviren.

Homöopathie, Fieber, Fieberbläschen

Lokal: Vitamin-C-Pulver ohne Calcium, das ist die Ascorbinsäure, feucht auftragen; etwas Kaltes aus dem Freezer oder Alkohol-Phenol-Tupfer auflegen.

Es gibt auch stärkere Mittel, meist kommen wir aber mit dieser Therapie gut oder sogar besser über die »Bläschenrunden«.

- **Fieberkrämpfe, Fieberbewusstlosigkeit:** Die Rettung, den Arzt verständigen; dann als erste Hilfe die Füße kurz in einen Kübel kalten Wassers tauchen! Gleich 2 Kügelchen Cuprum C 30 geben!

Halsschmerzen und Heiserkeit, unser »Frosch« im Hals

- **Halsschmerz-Tee:** Je 2 Teile Kamille und Huflattich, je ein Teil Rosmarin und Ysop mit Honig gesüßt. Gurgeln mit Teeaufgüssen aus Salbei, Kamille, Ringelblumen, Himbeerblättern, Kochsalzlösung (1 Teelöffel auf ein Glas warmes Wasser) oder auch mit 1 Teelöffel Apfelessig in Wasser verdünnt.
- **Hals-, Mandel- und Rachenschmerzen:** 30 Minuten Topfen-(Quark-)Wickel, Darmzäpfchen, Öl ziehen
  - Yoga: Krampus, bei niedrigem Fieber ansteigende Fußbäder;
  - Lymphdiaralsalbe außen am Hals und 4 x 20 Lymphdiaraltropfen zum Einnehmen;
  - Mercurius solubilis C 4: nur für 3 Tage bei Eiterungen der Mandeln, des Zahnfleisches; Belladonna C 4, Apis C 4 bei allen Halsschmerzen 3 x je 2 K lutschen; bei brennenden Schmerzen Cantharis C 4;
  - Vitamin C, Ampeldiät.

Die Mandeln, unsere Kamine

  - Im Mittelalter stellten sich die »Bader« die Mandeln als Kamine vor, aus denen Unverdautes aus dem Darm abgegeben wird, vielleicht hat sie auch der Mundgeruch zu dieser Annahme gebracht. Aus diesem Grunde war damals der Einlauf die erste vom Patienten nicht immer mit Begeisterung angenommene Behandlung. Für den, der kein »Einlaufliebhaber« ist, gibt es für die akute »Dickleibigkeit«, die Verstopfung, elegantere Lösungen: das Stuhlzäpfchen oder das Karlsbader Salz (1 Teelöffel auf 1 Glas Wasser).
  - Akupunkturpunkt Di 4 drücken, Lu 11, Meisterpunkt der Halsschmerzen → **Akupunktur**, S. 84.
  - Öfter Gähnen, damit die Eustachische Röhre offen bleibt und keine Ohrenschmerzen dazukommen.
- **Heiserkeit, Halskratzen:** Öl ziehen, gurgeln, Flechtenhonig, im Zimmer kochendes Wasser verdampfen, inhalieren, Wasser versprühen, warme Milch mit Honig trinken, da

Milch Schleim produziert, Bryonia C 4: 3 x 2 K. Brustwickel mit Wolle (im Seidentuch); schleimlösend wirken Primelwurzel, Thymian, Eukalyptus, Kiefernöl, Pfefferminze. Salbeipastillen (Wala) und Isländisch-Moos-Lutschtabletten befeuchten die gereizte Schleimhaut.

- **Husten** ist eine Schutzreaktion unseres Atemtraktes, um sich von Fremdstoffen, Staub, Viren, Bakterien zu befreien. Bei Reizung wird zum Schutz mehr Schleim produziert, auch der muss wiederum mit Husten heraustransportiert werden. Bei Kälteeinwirkung durch Mundatmung, bei Staub, Trockenheit und bei Virenbefall versucht der Körper mit Husten die Situation zu retten. Wärme und Feuchtigkeit beruhigen den Hustenreiz.

Spitzwegerich- und **Huflattichsaft** wirken gegen Husten und Heiserkeit, sie geben schnell ein Gefühl der Atemerleichterung.

Die gute alte **Lakritze** kommt wieder zu Ehren. Man fand in ihr schleimlösende, schleimhautschützende und kortisonähnliche, entzündungshemmende Substanzen.

Ein heißes Bad, Inhalieren von Latschenöl oder Salzwasser, Schwitzen, den Rücken mit warmen, nassen Tüchern abklatschen sind altbewährte Hustenmittel.

Nachts legen wir den Kopf höher, wie die Prinzessin auf der Erbse, auf zwei Kissen, damit wird die Atmung erleichtert, der Schleim kann abfließen. Brustauflagen mit Heu, mit Naturwolle im Seidentuch beruhigen den Hustenreiz. Unsere Omas lösten den Schleim mit heißem Schmalz-Zwiebel-Öl-Kartoffel-Wickel …

In der altbewährten Hühnersuppe wurde Cystein, eine schleimlösende Substanz, gefunden.

Wenn Isländisch Moos, Spitzwegerichsirup, Malventee den Reiz nicht stillen, helfen hustenstillende Medikamente, die der Arzt verschreibt.

Husten, Heiserkeit, ohne Heiterkeit

Ziehender Husten wie beim **Keuchhusten:** Bryonia C 4: 3 x 2 K, Drosera C 4: 3 x 2 K, Bryonia-Eukalyptus oder Pertudorontropfen (beide Weleda).

Brustsalbe: Johanniskraut, Majoran, Salbei und Thymian zusammen mit ätherischem Öl aus Zirbelkiefer und Myrte in flüssiges Bienenwachs einrühren.

Wacholdersirup: In 1 1/2 Liter Wasser werden 250 g Wacholderbeeren weich gekocht, gut zerdrückt und nochmals aufgekocht; dabei die verdampfte Flüssigkeit ständig ersetzen. Alles durch ein Sieb passieren und den aufgefangenen Saft abkühlen lassen. So viel Bienenhonig einrühren, bis ein dicker Sirup entsteht. Diesen in kleine Gläser mit Schraubverschluss füllen und im Kühlschrank aufbewahren. Kinder nehmen davon 3-mal täglich eine Stunde vor den Hauptmahlzeiten einen, Erwachsene zwei Teelöffel. Für Kinder soll der Wacholdersirup bei tief sitzendem Husten und bei Bronchialkatarrh ein kleines Wundermittel sein.

Rettichsirup: Er ist ein beliebtes Heilmittel aus der Volksmedizin bei Bronchialkatarrh und bei Keuchhusten. Ein paar schwarze Rettiche werden ausgehöhlt und auf der Unterseite mit einem kleinen Loch versehen. So vorbereitet, stellt man sie in eine Schüssel und füllt sie mit Bienenhonig.

Der austretende Saft ist schleim- und hustenkrampflösend und fördert den Auswurf.

Husten-Tee: Gleiche Teile Thymian, Pfefferminze, Lindenblüten, Schlüsselblume, Fenchel, Schafgarbe, Spitzwegerich, Huflattich, alles mit Honig gesüßt.

Bei **feuchtem Husten:** Ipecacuanha C 4: 3 x 2 K lutschen.

Beim Schnäuzen kein Elefanten-Trompetensolo produzieren

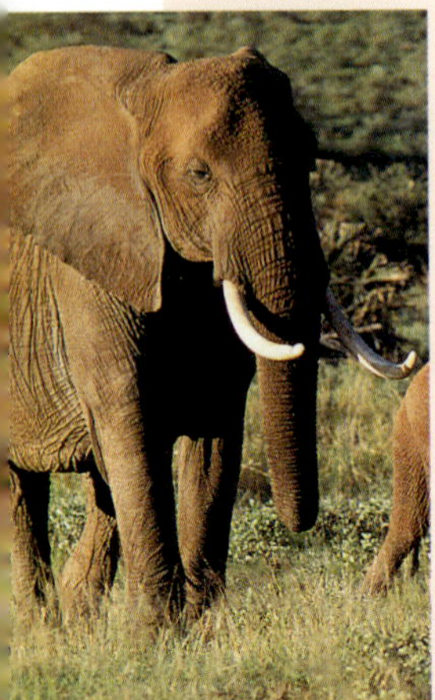

- **Kopf-, Glieder-, Muskel- und Kreuzschmerzen, Zerschlagenheitsgefühl:** Eupatorium perfoliatum C 4; bei Erkrankung nach feuchtem Wetter: Dulcamara C 4, von beiden 3 x je 2 K lutschen.
- **Kreislaufbeschwerden:** viel trinken, Veratrum album C 4: 3 x 2 K, bei älteren Patienten 3 x 10 Weißdorntropfen.
- **Mundatmung** möglichst durch Nasenspülungen vermeiden, immer wieder trinken und Öl ziehen.
- **Nasenatmung** ist die normale Atmung, die uns den besten Schutz bietet. In der Nase verteidigen uns »Abfangmechanismen«: Härchen, stärkere Durchblutung mit Vorwärmeffekt der kalten Luft, Schleimproduktion.
- **Nase zu:**
  - Sooft wie möglich **Salzlösung** eintropfen. Beim Schnäuzen ein Nasenloch zudrücken und den Schleim durch das andere sacht, nicht mit einem gewaltigen Elefanten-Trompetensolo, herausschnäuzen. Wir können einen Kampfer- oder Heilöltropfen **unter die Nase** und ein bisschen Ringelblumensalbe in die Nase tupfen, Nasenflügel zum Verteilen einen Moment zusammendrücken. Leider schwillt, laut klinischer Beobachtung, die Nasenschleimhaut besonders um Mitternacht und morgens an.
  - In der Nacht bessert sich alles durch **Höherliegen**, Aufsitzen, Aufstehen.

- **Seitliches Liegen:** Erfahrungsgemäß öffnet sich das oben liegende Nasenloch.
- **Inhalieren:** mit Eukalyptus-, Thymian-, Fichtennadel-, Latschenkiefer- und Pfefferminzöl.
- **Heiße Getränke** können die Nase kurzzeitig öffnen, auf dem Nachtkästchen sollte eine Teethermosflasche stehen! Wenn bei einem verstopften Nasenloch Kochsalzspülungen, Nasenöl, Inhalieren, Aufsitzen oder seitliches Liegen nichts nützen, benützen wir ausnahmsweise einen abschwellenden Nasenspray oder abschwellende Tropfen für maximal 3 Tage.
- **Nasensprays** enthalten oft das Konservierungsmittel Benzalkoniumchlorid, das die Schleimhaut schädigen kann. Sind im Spray Epinefrinabkömmlinge enthalten, kommt es schnell zur Abschwellung der Schleimhaut und damit zur freien Nase. Sehr oft tritt aber der »Rebound-Effekt« ein, das heißt, die Nasenschleimhaut schwillt als Gegenregulation für längere Zeit wieder an, damit ist die Nase wieder zu! Sogar Abhängigkeit, Herzklopfen und erhöhter Blutdruck werden immer wieder festgestellt.

Als Prinzessin auf der Erbse atmen wir besser.

TIPP

Ohne Nebenwirkungen sind Koch- oder Meersalznasentropfen. Zur Wirkungssteigerung nehmen wir, wenn absolut notwendig, nur für kurze Zeit Sprays mit Oxymetazolin-Hydrochlorid, z. B. Nasivin.

- **Ohrenschmerzen:** Immer wieder Nasentropfen! Apis levisticum (Wala) 4 x je 5 K. Ferrum phosphoricum C 4: 3 x 2 K lutschen. Ohrenbeschwerden treten meist in Verbindung mit Schnupfen und Halsschmerzen auf: 3 x 10 K Echinacea, 2 x 2 K Belladonna C 30, Lymphdiaralsalbe vor und hinter dem Ohr einmassieren, 3 x 20 Lymphdiaraltropfen.
  Topfenumschläge alle 30 Minuten, Öl ziehen, 3 x $^1/_2$ TL Vitamin C, Ampeldiät.
  Milch regt die Schleimbildung an, deshalb bei Veranlagung zu Ohrenerkrankung 3–7 Tage keine Milch, keine Milchprodukte, dafür Doktorsuppe, rohes Sauerkraut und Ampeldiät mit vielen frischen Säften, Obst und Gemüse verzehren. Öl ziehen, Schleimhautabwehrprogramm durchziehen.
  Sehr viele Ohrenentzündungen entstehen erst, weil der verschnupfte Patient durch einen Höhenunterschied mit Auto, Sessellift, Flugzeug usw. die Druckverhältnisse im Ohr und in der Eustachischen Röhre stört.

Die Ohren lieben keinen Druck- und Höhenunterschied.

TIPP Bei unbedingt notwendigen »Berg-Tal-Fahrten« möglichst gähnen, schlucken. Kaugummi ohne Zucker, ohne Farb- und künstliche Geschmacksstoffe kauen.

- **Schlafstörungen bei Erkältungen:** 1/4 Liter warme Milch, wenn wir nicht verschleimt sind, 2 Esslöffel Honig, 2 Esslöffel Melissengeist mischen und trinken. Die Zimmerluft durch Verdampfen, Verdunsten von kochendem Wasser pur oder mit Salz und Kiefernöl befeuchten. Johanniskraut-Hopfen-Baldrian-Tee trinken; die Atmung durch ein zusätzliches Kopfkissen verbessern.
- **Schleim – eitriger oder zähflüssiger Schleim:** Katarrh heißt auf griechisch Reinigung. Schleim (Rotz) kommt aus der Nase, aus den Stirnhöhlen, dem Rachenbereich und aus den Bronchien.
  Schleimproduzenten sind Milch, Käse, Schweinefleisch.
  Schleimlöser sind Enzyme aus Sauerkraut, Ananas, Papaya, Feigen, Hühnersuppe (enthält Cystein wie das Medikament Fluimucil), Lakritze, Fichtennadelhonig, Flechtensirup, Wacholdersirup, Huflattichsaft und Gewürze.

Damit das Fließhähnchen kein Verstopfhähnchen wird, gibt es auch noch die alten Schleimlöser Hühnersuppe und Sauerkraut.

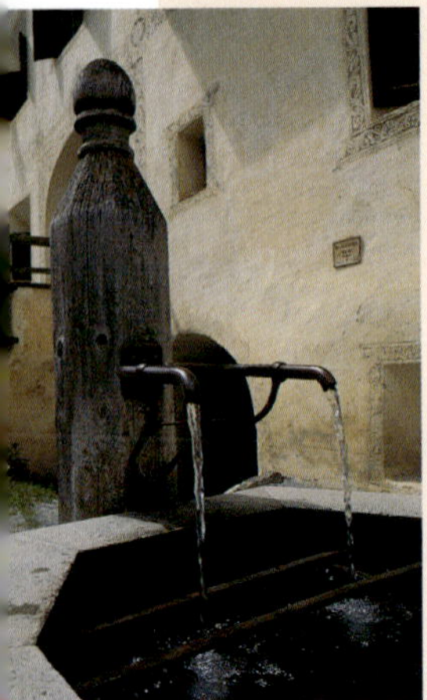

Schleimart	Homöopathisches Mittel	Anwendung bei
trocken	Nux vomica C 4 Luffa C 4 Kalium bichromicum C 4	Erkältungsschnupfen, Stockschnupfen Krusten, Geschwür
wässrig	Cepa C 4 Arsenicum C 4	Fließschnupfen Fließschnupfen
schleimig	Kalium sulfuricum C 4 Hepar sulfuricum C 4	schleimig, eitrig schleimig, eitrig, reif
eitrig	Hydrastis C 4 Kreosotum C 4	zäh, wundmachend zäh, blutig
chronisch	Sulfur C 4 Silicea C 4	trocken, zäh trocken, zäh
Säugling	Sambucus C 4 Chamomilla C 30	Säuglingsschnupfen Zahnungsschnupfen
Heuschnupfen	Sanguinaria C 4 Cyclamen C 4 Sabadilla C 4 Pollen C 12	Blutandrang dick, zäh, schleimig trocken, brennend vorbeugend

Von den dem Schleim entsprechenden Kügelchen lutschen wir 4-mal täglich 2 für eine Woche.

- **Schnupfen:** Bei brennendem Gefühl in der Nase, wässrigem Rinnschnupfen und Niesen lutschen wir: Belladonna C 4, Cepa C 4, von beiden 3 x je 2 K vor dem Essen; für die Nase Euphorbium-, Luffa- oder Meersalz-Nasenspray, Ringelblumensalbe, Nasenöl ➡ Nase zu, S. 70.

TIPP

Gar manches »Schnupfen-Tropfhähnchen« wird abends oder nachts zum »Nase-Verstopfhähnchen«. Deshalb inhalieren wir abends, versorgen unsere Schleimhäute mit Nasentropfen und liegen – wie die Prinzessin auf der Erbse – mit den Pölstern der ganzen Familie schön hoch, damit die Schleimhaut nicht anschwillt und der Schleim abrinnen kann!

Der »Alte Fritz« und das Schnäuzen

Schnäuzen: Neuere Untersuchungen der Druck- und Sogverhältnisse beim Schnäuzen ergaben durch das Schnäuzen eine Keim-Sogwirkung in die Kiefer- und Stirnhöhlen. Das allgemein als ungesund eingestufte »Hochziehen« des Schleims mit nachfolgendem Ausspucken dagegen soll sich da wesentlich besser auswirken. Auf jeden Fall keine Trompeten-Schnäuzkonzerte mit Vergewaltigung der Nase und der angrenzenden Nebenhöhlen veranstalten!

Der »Alte Fritz« scheint das schon gewusst zu haben …:

Der stark verschnupfte Friedrich der Große,
als ihm ein Herr seines Gefolges
ein Taschentuch leihen wollte:
»Danke, ich werd's schon erschniffeln.«

TIPP

Nur ein Nasenloch sanft schnäuzen oder den Schleim, wie der »Alte Fritz«, nicht zu geräuschvoll hochziehen und »unauffällig« ausspucken.

- **Stirn- und Kieferhöhlenentzündung:** Bodyguards (Leibwächter) einnehmen und die Immun-Konten füllen.
  Infrarotwärmebehandlung (nicht UV-Strahlen!!!).
  Enzymreich essen: Ananas, Papaya, Sauerkraut. Meerrettich ist ein altes Nebenhöhlen-Hausmittel. Cayennepfeffer, Kurkuma wirken entweder in Speisen, Suppen, oder in Antigrippedrinks wie Glühholunder, Zwiebelwein befreiend auf die Nebenhöhlen.

Viel trinken, lokal können wir warme, gekochte Kartoffeln, Leinsamen auflegen.
Kalium bichromicum C 4: 4 x 2 K, Cinnabaris C 4: 4 x 2 K, Sticta pulmonaria C 4: 4 x 2 K. In stündlichem Wechsel 6 x täglich ein Stückchen Bienenwabe kräftig kauen und ausspucken.
Euphorbium- oder Luffa-Nasenspray benutzen.

- **Inhalieren mit Kamille und Ringelblume:** Täglich 3-mal 10–30 Minuten bei Schnupfen, Stirn-, Nebenhöhlen- und Mittelohrentzündungen inhalieren.

TIPP Keine Milch bei Nebenhöhlenerkrankungen!

Schnell wieder o. k.!

TIPP Die Körpertemperatur beginnt ab 17 Uhr zu steigen, deshalb werden wir vor dem ersten Spaziergang in die Welt gegen 21 bis 22 Uhr Fieber messen. Wirklich gesund sind wir erst, wenn wir uns dementsprechend fühlen und die Temperatur abends normal ist.

Der eine hat Fieber und ist in Ordnung,
der andere hat kein Fieber und ist nicht in Ordnung.

ARISTIPPOS

Nicht vergessen, auch wenn das Fieber sinkt, können immer noch, auch ohne Fieber, Komplikationen oder schwere Krankheiten auftreten, die ärztliche Behandlung benötigen.

Krankheit ein Luxus?

Krankheiten sind ein Luxus,
den sich bald nur noch ein Arzt leisten kann …

WOLFRAM WEIDNER

Deshalb beginnen wir uns schon am zweiten fieberfreien Tag wieder aufzubauen. Es ist Tatsache, dass die Erholungsphasen nach Grippe lange dauern. In dieser Periode ist zwar keine gleiche Grippeansteckung mehr möglich, wohl können aber, wenn unsere Immun-Konten leer sind, andere Erkrankungen wie eine bakterielle Hals-Mandel-Entzündung, eine Ohrenentzündung usw. unseren Körper, das geschwächte Terrain, »heimsuchen«. Die Schwäche nach Grippe ist das Zeichen der darniederliegenden Immunsituation, sie warnt uns vor energetischen Mehrausgaben; damit sind Schonung und langsamer Aufbau angesagt.

Wenn der Gegner zu mächtig ist, ist das chinesische Prinzip der »sanften« Gewalt sicherlich die beste und energiesparendste Reaktion. Werden wir stark angegriffen, gestehen wir uns am besten unsere Schwäche ein. Wie beim Tai-Chi und beim Kung-Fu weichen wir vor dem mächtigen Gegner einen, zwei Schritte zurück, holen Atem und Kraft und gehen seitlich, wo es nicht erwartet wird, wieder vor. Der Schritt zurück führt bei Grippe ins Bett, die seitlichen Vorwärtsschritte verlangen von uns eine Supereinlage für die Immun-Konten durch Ampeldiät, Trinken, Darmreinigung, Sonnenhut (Echinacea), Calcium, Vitamin C, Magnesium, Zink, Selen, natürliche Antibiotika und Regenerationsmittel. So gestärkt, gehen wir bewusst – und lächelnd – wieder ins Leben zurück.

Tai-Chi – die sanfte Gewalt

TIPP

Regenerations-Stärkungsmittel für den Kranken sind auch von demjenigen zu nehmen, der zusätzlich zu seinen täglichen Pflichten noch die Hauptlast der Pflege trägt!

Seelische, medikamentöse, körperliche
Regenerationsmöglichkeiten
Die »Schwunggeber« unseres Immunsystems
Medikamentöse Regenerationsmöglichkeiten

Ei-Chaudeau, die »Alpen-Auster«: Es ist kein Medikament, gehört aber zu den ältesten Aufbaumitteln aller Völker. Ein frischer Eidotter, eine geballte Vitamin-Powerladung, natürlich nur von einem herumspazierenden, glücklichen Huhn, wird mit einem ebenfalls alten Regenerationsmittel, dem Honig (1 TL), vermischt; dazu kommt noch Vitamin C in Form von Zitronensaft und – für »Feinspitze« – eine Zugabe von Wein, Whisky oder Cognac. Bei Schwäche (wenn keine Cholesterin-Fettstoffwechselstörungen bekannt sind) »schlürfen« wir drei Tage lang täglich unsere **Alpen-Auster,** den frischen Eidotter, nach den ersten drei Tagen für eine Woche nur mehr jeden zweiten Tag; dann genehmigen wir uns diesen im Nährstoffgehalt der Auster fast gleichwertigen Luxus nur mehr am Sonntag.

Ein altes, bewährtes Aufbaumittel: die »Alpen-Auster«

TIPP Einmal in der Woche schlürfen wir eine »Alpen-Auster« mit Honig, Wein oder Whisky.

Sanddorntinktur: Ganz junge Sanddorntriebe in 45-prozentigem Alkohol ausziehen, am besten in altem Weinbrand, und wenn möglich ein Jahr reifen lassen. Kurmäßig im Herbst und im Frühjahr für drei Wochen einnehmen. Die Sanddorntriebe sollen dem Ginseng gleichwertig sein.
Ginsengtropfen machen bei Stress widerstandsfähiger, zugleich steigern sie die Belastbarkeit und die Vitalität. Am besten kurmäßig 4 Wochen im Herbst, vor oder in Grippezeiten, 14 Tage durchgehend 2 x 10 Tropfen, nach Grippe 4 Wochen 3 x 10 Tropfen vor dem Essen.

Die Zauberwurzeln: Ginseng, Eleuterococcus

Fand jemand im alten China die begehrte, menschenähnliche Ginsengwurzel (die Zauberwurzel), brachte er sie dem Kaiser. Der Finder wurde mit seinem Körpergewicht in Gold bezahlt, so hoch wurde sie eingeschätzt.

Im Ginseng finden Forscher immer wieder neue, für uns wichtige Substanzen.
Eleuterococcustropfen: Die Taigawurzel aktiviert unser Immunsystem, fördert die Konzentration und die Erholung nach einer Krankheit, auch nach Sport wirkt sie günstig: 3 x 10 Tropfen vor dem Essen.
Propolis: Das Antibiotikum der Bienen, mit dem sie den Bienenstock vor dem Eindringen der Bakterien schützen, hat eine immunstimulierende und entzündungshemmende Wirkung. Wir können es einnehmen und damit – verdünnt! – auch gurgeln.
Blütenpollen: Sie werden zur Steigerung körperlicher und geistiger Leistungsfähigkeit und für die Widerstandsfähigkeit genommen.

Der Königinnensaft (auch für Könige)

Gelée Royale ist der Bienenköniginnensaft, der aus der normalen Biene große, Eier legende, länger lebende Königinnen aufbaut. Er besteht u. a. aus den Vitaminen A, B, C, D, E, vielen Mineralstoffen und Aminosäuren. Diese und die vielen noch nicht bekannten Inhaltsstoffe stärken bekannterweise das Immunsystem und – lassen uns nicht gerade zu Königinnen werden, aber immerhin aufblühen.
Homöopathieaufbaumittel: Acidum phosphoricum D 6: 3 x 5 K wird bei nervöser Erschöpfung gegeben; China D 6: 3 x 5 K da-

gegen wirkt besser bei Appetitlosigkeit und Müdigkeit nach Grippe; Veratrum album C 4: 3 x 2 K kann uns gegen Kreislaufstörungen nach Grippe helfen.

Die »herzensgute« Pflanze, der Weißdorn

Volksheilkunde: Ältere Menschen benötigen oft, wenn sie sich nach einer Grippe nur langsam erholen, für das Herz die Kräfte des **Weißdorns,** der deshalb auch »herzensgute« Pflanze genannt wird.

Ein Gläschen mit kräftigem **Rotwein** am Abend wird uns, nicht nur den »Knaben«(!), von Wilhelm Busch empfohlen:

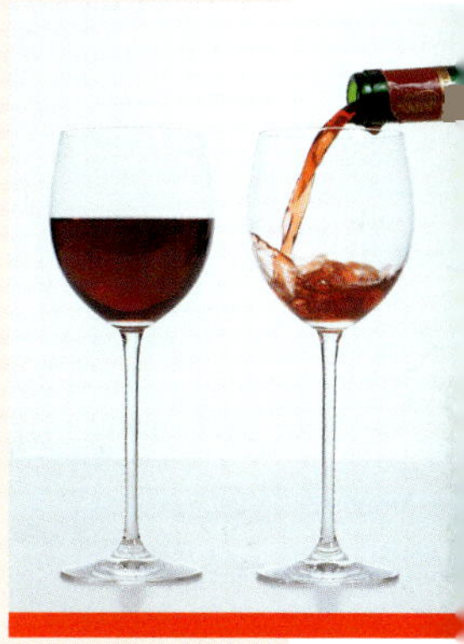

> *Rotwein ist für alte Knaben eine von den besten Gaben.*
>
> WILHELM BUSCH

Vitamine: Ein Polyvitaminpräparat ist nach einer Grippe sicher ein Abkürzungsweg zum »Fit-Werden«.

Darmbakterien sind ein Super-Treibstoff für unser Immunsystem ➜ Antibiotikatherapie, S. 64.

Körperliche Regenerationsmöglichkeiten

Sport im Schneckentempo

1. **Atem-Sport-Konto:** Das ist das einzige Konto, das wir immer und überall mit ein paar Atemzügen, mit Seufzen, Gähnen, Lachen und Singen schon ins Plus bringen können; dazu noch frische Luft ins Haus und ins Büro »hineinlüften« und uns selbst durch einen Spaziergang auslüften. Vielleicht gelingt es uns, wenn wir nach einer saftigen Grippe wieder in die Welt schauen, ein paar Töne oder gar ein kleines Lied von uns zu geben? Die Yoga-Atmung (Ziehharmonika) dürfen wir in der Regenerationsphase auch nicht vergessen.
   Nach 2 fieberfreien Tagen gehen wir, am besten um die Mittagszeit, 10–20 Minuten aus dem Haus, zu einem gemütlichen Spaziergang. Wir können auch zu Fuß zur Arbeit gehen! Sportliche Aktivitäten langsam und im Schneckentempo und erst nach 4–7 Tagen wieder beginnen! Wir wissen nicht, wie viel Viren, Keime noch in uns sind, die das beim Sport stark beteiligte Herz angreifen können. Todesfälle von Leistungssportlern nach einer Grippe sind bekannt.
2. **Abhärtungs-Wasser-Schleimhaut-Konto:** Wasser außen, Wasser innen! Heiß-kalt duschen regt den geschwächten Kreislauf an. Die Nasenschleimhaut wird mit Kochsalznasentropfen und stündlichem Teetrinken in Schuss gehalten.
3. **Antibiotika-, Abwehrstoff-Konto:** Täglich 1 Teelöffel Honig, Bienenwaben kauen, mindestens 1 Karotte, 1 Esslöffel

Den Knoblauch vergiss nie, das Allround-Genie!

Sauerkraut, zusätzlich Kräuter, Kresse, Petersilie. Singles können abends ihrem Immunsystem ohne einschneidende Folgen die zwei Wunderknaben, das russische Penizillin, den Knoblauch, und die Zwiebel, schenken. In einer Partnerschaft kann das, wenn nicht gemeinsam verzehrt, zur Trennung von Tisch und Bett führen!

4. **Aufbau-Ampeldiät-Konto:** Täglich Obst, Gemüse in den Verkehrsampelfarben. Rot: Karotten, rote Rüben; Gelb: Zitrone, Apfel, Sanddorn; Grün: Salate. Drei Esslöffel Vollkorn als Flocken, Brot, Keimlinge, Marschfrühstück. Täglich viel trinken.
5. **Abgabe-Entgiftungs-Konto:** Täglicher Stuhlgang, Umweltgifte durch Lüften und Blattpflanzen in Wohnung und Büro vermindern.
6. **Ah, wie fein – Seelen-Freude-Konto:** 1 x täglich eine »Hob mi gern«-Pause einschalten, eine Freude planen. Hautkontakte wie Duschen, Baden, Zärtlichkeit, Flirt (»I hob di gern …«) oder Massage streicheln unsere Seele und damit auch unser Immunsystem.

Die »Hob mi (di) gern«-Pause einplanen!

7. **Ausruh-Regenerations-Konto:** 15 Minuten Mittags-Siesta, vor 24 Uhr ins Bett! Regenerationsmedikamente einnehmen.

   Es gibt einen **Aufbaupunkt** ➡ **Akupunktur,** S. 84, den KG 6, das so genannte »Meer der Energie«. Wird er massiert, steigen Schwung und Energie.

   Tägliche Siesta erspart Krankentage. Tägliches Regenerieren ist, vereinfacht ausgedrückt, wie tägliches Tanken für Körper und Seele. Es kann uns das »Auf-der-Strecke-bleiben-ohne-Benzin«, sprich Krankheit, ersparen und füllt zugleich den Reservetank für unvorhersehbare Umwege.

Blumig asiatisch ausgedrückt ergeben täglich 20 Minuten Innehalten eine »Lotosblütenstunde«:

Seelische Regenerationsmöglichkeiten

»Es schenkt Deine tägliche Lotosblütenstunde
Deinem Körper
Tage, Jahre der Gesundheit;
Deiner Seele
Minuten, Stunden, Tage
der Ruhe, Klarsicht und Reife.«

JAPAN

Die wichtigsten Bestandteile **unserer seelischen Hausapotheke** haben wir immer bei uns, unseren Atem, unser Lachen, unseren Lebenssinn, unseren Glauben.

Die kleinste, unsichtbarste Powerapotheke der Welt – unsere Seele

Der Glaube allein reicht nicht aus,
aber ohne ihn geht erst recht nichts.

Er verbindet uns mit der unsichtbarsten Apotheke der Welt, die uns im Innersten zusammenhält – tief in uns ist unsere Seele, unsere innere Stimme, unser innerer Helfer. Je öfter wir sie beachten, umso öfter wird sie mit uns kommunizieren, umso deutlicher, lauter werden wir sie hören, auch als Mahnerin für unsere Gesundheit in Grippezeiten. Die Seele hat ihre eigenen Regenerationsmittel:

1 **Dankbarkeit,**
2 **ein neues Ziel, ein neuer Plan,**
3 **täglich fünf Glücksminuten.**

1 Dankbarkeit

Danke schön!

Das »Danke« ist nach alter Sitte
weit seltner als das »Bitte, Bitte!«

EUGEN ROTH

Am besten bedanken wir uns sofort bei unseren Lieben, die uns – hoffentlich ohne Groll – gepflegt haben.

Du spürst der ganzen Sippe Groll,
die pflegen Dich bei Grippe soll.

EUGEN ROTH

Vielleicht sind zwei Worte auch bei den Nachbarn, die wir gestört haben, angebracht:

Der Husten

Der Husten wählt sich mit Bedacht
zum Wirkungskreis die stille Nacht,
damit er nicht alleine stört
Dich, dem der Husten selbst gehört:
Mit atem-schöpferischer Pause
weckt alle Leute er im Hause,
die wachen und auf der Lauer liegen:
Wann wirst Du Deinen Anfall kriegen!?

Der Nachbarn Mitleid ist bescheiden,
bei andern, lautlos-stummen Leiden,
doch müssen hier sie sich bequemen
und Anteil an dem Husten nehmen.
Aus Selbstsucht schon wünscht Alt und Jung
Dir herzlich: »Gute Besserung!«

EUGEN ROTH

Dankbarkeit gilt auch dem Schicksal, das uns wieder gesunden lässt.

2 **Ein neues Ziel, ein neuer Plan** geben uns Schwung, Sinn und Inhalt.

Fünf tägliche Glücksminuten gehören zum Menschsein.

3 **Täglich fünf Glücksminuten** einplanen, in denen wir uns einfach nur über das Viele, das wir haben, genießen oder verschenken können, freuen.

Krankheit ist …

… die plötzliche Erkenntnis der **eigenen Schwäche, Zerbrechlichkeit** auf der einen Seite und des unbändigen Lebenswillens, des Wunsches nach einem gesunden, funktionierenden Körper, der Sehnsucht nach dem Leben auf der anderen Seite. Beide gehören zum **Tanz des Lebens.**
… ein Teil des Lebenstanzes, der Lebenswelle, die nach oben steigt und wieder nach unten verebbt.
… ein Weg zu einer neuen seelischen und körperlichen Gesundheit.
… ein erzwungenes körperliches, seelisches, gesellschaftliches, arbeitsbezogenes Fasten.
… manchmal eine Reinigung, eine Entgiftung.
… eine Herausforderung an die Umgebung.
… eine schöpferische Pause.

Krankheit ist … ein Teil des Lebenstanzes.

Hetze mündet nach taoistischer Lehre
immer in Langsamkeit, Fülle wird zur Leere …

… ein Innehalten im Lebensfluss, eine Chance, ein Wendepunkt.
… eine Möglichkeit, im vermeintlich Negativen auch etwas Positives zu sehen und zu finden.

... ein Entscheiden über die weitere Lebensführung.
... ein Denken und ein Danken für das Ausbleiben von »Schlimmerem«.
... ein Mahnen zur Vorsicht und Umsicht.
... ein Ruf nach Liebe, Aufmerksamkeit, Ruhe, Geborgenheit,
... Leere.
... Frieden, Ruhe.

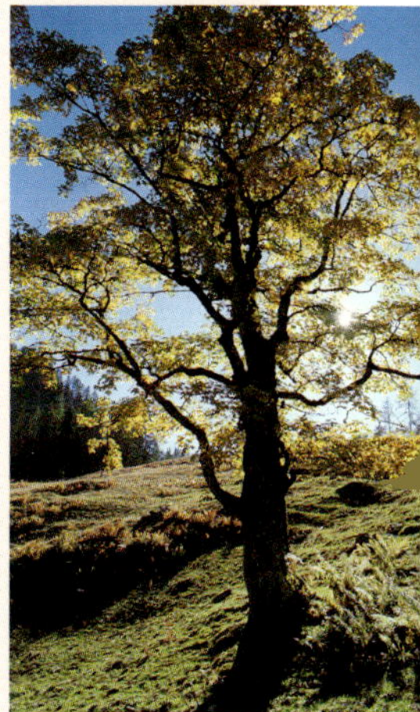

Der Friede eines Baumes liegt darin,
dass er steht und nicht geht,
der Friede eines Kranken,
dass er ruht und nicht geht ...

GUDRUN GSCHWENDT

Krankheit ist nicht nur »Verschnupft-Sein« mit der Umgebung, den Lebensumständen, sondern auch ein Sich-Zurückziehen vom Leben, ein Innehalten im allgemeinen Weiterlaufen, Wettlaufen und Hetzen. Im extremsten Fall gehen wir mit der Krankheit oder durch die Krankheit in eine moderne Art von Kloster auf Zeit. Was ist ein Krankenhauszimmer schon? Leere. Auf der Intensivstation werden Besuche ausgesperrt, manchmal hängt ein Kreuz und sonst nichts an der Wand ...
Aus dem Zuviel geht der Kranke in die Leere, stellt sich abseits vom Lebensfluss, wird wesentlich, von seinen vielen Wünschen bleibt meistens nur einer.

Krankheit macht uns wesentlich.

Ein Gesunder hat viele Wünsche,
ein Kranker nur einen: die Gesundheit!

Krankheit ist oft das erste Aufkeimen des Gedankens an ein Wunder. Wir dürfen es erwarten, müssen aber auch etwas dazu tun, dass es überhaupt möglich wird.
Krankheit ist ... manchmal eine Gelegenheit, den netten Doktor von nebenan kennen zu lernen und von ihm weiterhin im Leben begleitet zu werden.

Die Stütze

Gesunde stürzen ohne Halt.
Wer kränkelt, wird gar achtzig alt.
Sein Leiden wird zum festen Stab,
dran er sich schleppt bis an das Grab.

EUGEN ROTH

Hilf dir selbst, bewache dein Kamel mit Bodyguards und fülle deine Immun-Konten!

Krankheit ist ... ein Dialog mit dem Schicksal, mit Gott.

Ein berühmter Heiliger, der sein Leben lang gebetet, gefastet, allem entsagt hat, bekommt eines Tages Kopfschmerzen. Zuerst versucht er, sie zu ertragen, aber nach ein paar Tagen beginnt er darüber mit Gott zu sprechen, schließlich hatte er immer ein gottgefälliges Leben geführt. Demütig legt er Gott sein Kopfschmerzproblem zu Füßen, mit der Bitte, ihn davon, sobald Er es für gut befinde, zu erlösen. Monatelang leidet er, dann wendet er sich wieder an Gott, diesmal etwas weniger demütig, denn schließlich hat er ja lange genug geduldig ausgeharrt. Trotz seiner inständigeren Bitten ändert sich nichts an seinem Leiden.
Er meditiert, betet, singt, hört in sich hinein, in die Welt hinaus. Keine Reaktion, keine Antwort, keine Hilfe. Plötzlich ertönt die Stimme Gottes, irritiert und indigniert: »Jetzt nimm doch endlich ein Aspirin, ich habe anderes zu tun, als mich um deine Kopfschmerzen zu kümmern ...«

Damit sind wir beim

»Hilf dir selbst, dann hilft dir Gott.«

Das ist unsere Eigenverantwortung, die darin besteht, das Kamel, unsere Gesundheit, mit Leibwächtern (Bodyguards) zu bewachen und die Immun-Konten zu füllen.

Aus der Dunkelheit können Blumen wachsen.

Krankheit ist ... für viele Dunkelheit.

Es war in Benares, der Stadt mit dem höchsten Verbrauch an Blumen. Hunderte von Tempeln, Zehntausende von Götterbildern brauchen Schmuck. Überall gibt es Blüten und Blumen, die in vielfältigsten Arrangements, in Kränzen, Sternen, Sträußen und Girlanden, hingelegt und geopfert werden. Ständig müssen sie erneuert werden: die meisten in dem heißen Klima täglich.
Ein Reisender wollte herausfinden, woher all diese vielen, vielen Blumen kommen. Er wünschte sich, die Gärtnereien zu besichtigen, und befahl seinem Fahrer, ihn hinzubringen. Schließlich gelangte er weit außerhalb der Stadt in eine Gegend, aus der ihm ein entsetzlicher Gestank entgegenströmte. Es waren jene Felder, auf welche die Abwässer der Stadt geleitet wurden, und er sah – von dort kamen die Blumen.

GURUMAI

Auch aus einer Krankheit können Blumen wachsen, kann Leben neu erblühen ...

und die Grippezeit mit Schnupfen, Heiserkeit
endet wieder in

Heiterkeit.

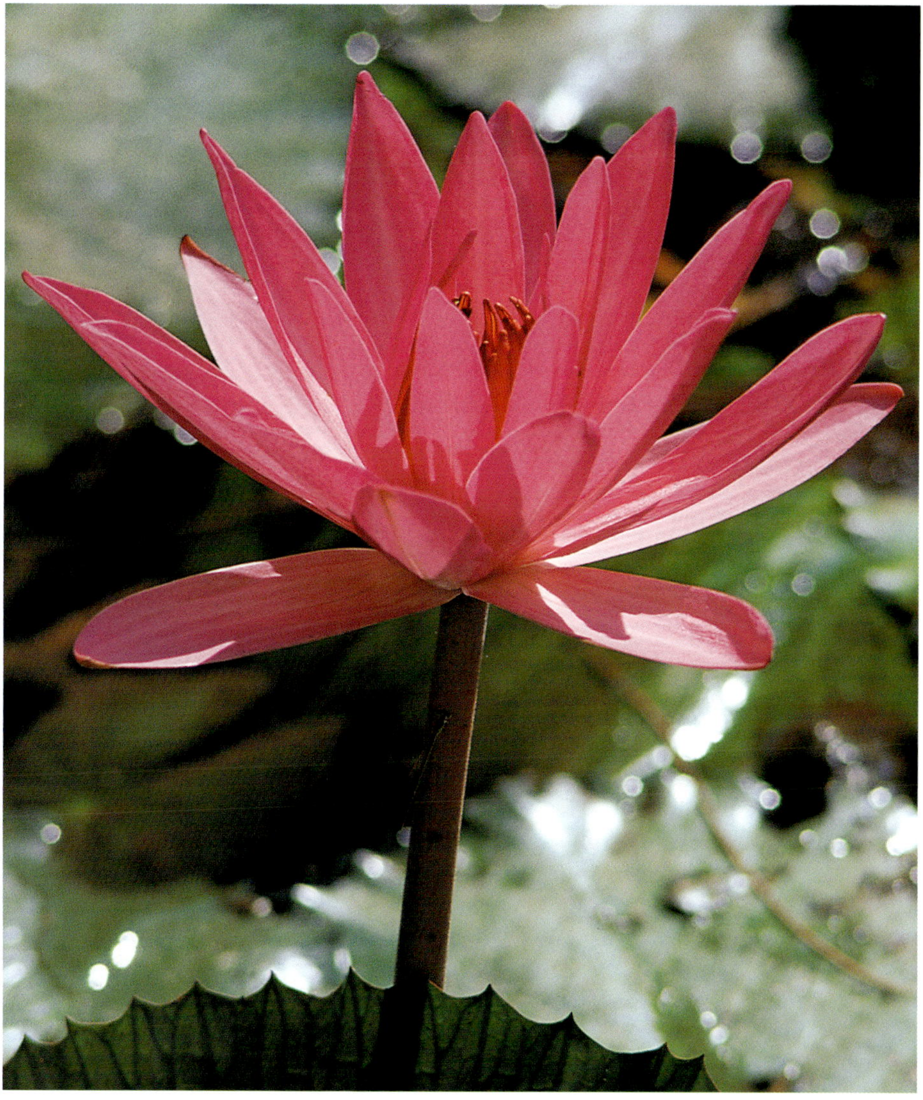

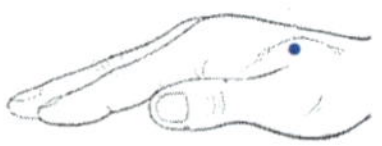

Die »Grippe-Handbremse« Di 4

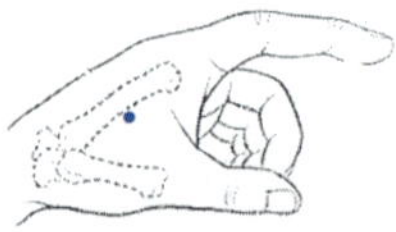

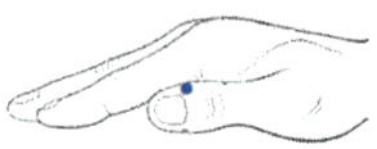

Der Halsschmerzpunkt Lu 11

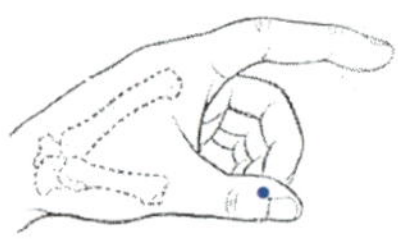

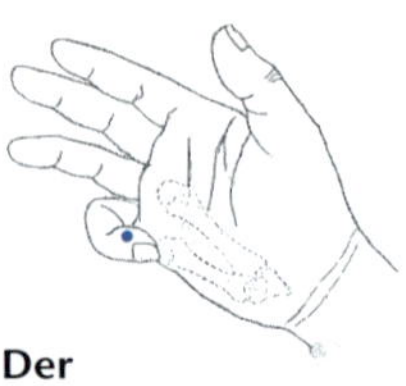

Der Kollapspunkt He 9

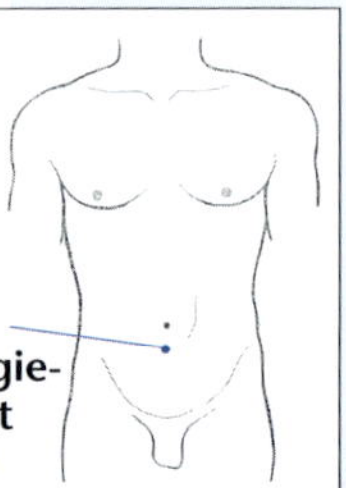

Der Energiepunkt KG 6

Glossar

Tipps, Tricks und Erklärungen in alphabetischer Reihenfolge

Akupunktur – Akupressur

Die angegebenen Punkte – außer den Herz 9 – nicht mit dem Nagel, sondern mit einer Finger- oder Daumenkuppe drücken, aber nicht so fest, dass es sehr weh tut! Wir wollen lindern, also »gelinde« vorgehen!

Dauer: 3 x 20 Sekunden mindestens 3-mal, aber auch öfter während des Tages.

Wichtig und interessant: Hals-, Grippe- und Kopfschmerzen werden in der chinesischen Medizin hauptsächlich über den Darm und die Lunge behandelt. Also in Grippezeiten auf Stuhlgang und eine gute Ausatmung achten!

Dickdarm 4 – unsere »Grippe-Handbremse«, der Schleimhautpunkt. Sofort bei Grippebeginn jede Stunde 3 x 20 Sekunden massieren bzw. drücken. Zusätzlich hilft der Punkt bei allen den Kopf betreffenden Beschwerden: Schnupfen, Halsschmerzen, Kopfschmerzen. Über diesen Punkt wurde die erste Mandeloperation nur mit Akupunkturnarkose in Wien durchgeführt. Er befindet sich auf der Zeigefingerseite des dreieckigen Muskel-Sehnen-Anteils der Hand, der zwischen Daumen und Zeigefinger liegt.

Nase: Die ganze Nase heruntermassieren, speziell rechts und links vom Nasenflügelansatz (= Dickdarmpunkte 19, 20) und in der Mitte zwischen den Augenbrauen; bei Stirnhöhlenentzündung dort ruhig ein bisschen zwicken!

Lunge 11 – der Meisterpunkt aller Halsschmerzen: Wir machen die Faust mit dem Daumen nach oben, schauen von oben auf den Daumen. Der Punkt liegt auf der Zeigefingerseite, dort, wo der Daumennagel herauswächst: 2 mm seitlich vom Daumennagelrandbeginn und 2 mm unterhalb des herauswachsenden Nagels. Mit einem stumpfen Bleistift oder Ähnlichem drücken oder massieren.

Herz 9 – der Kollapspunkt: Er liegt am kleinen Finger an der Ringfingerseite. Im Mittelalter mussten die Leichenträger diesen Punkt während der Pestepidemie bei den herumliegenden Toten anbeißen. Schlug der so Gebissene die Augen auf, durfte er nicht auf den Leichenwagen geworfen werden, gab er keine Reaktion auf den »Biss«, war er tot und nicht scheintot. Ein Punkt, der bei Schwäche, Bewusstlosigkeit, Kreislaufbeschwerden beidseits oder einseitig – auch bei uns selbst, wenn uns beim Doktor oder bei der Blutabnahme übel wird – ausnahmsweise mit dem Daumennagel oder einem anderen nicht zu spitzen Gegenstand gedrückt werden kann, bis der Doktor kommt.

KG 6 – der Energiepunkt, auch das Meer der Energie und des Atems genannt. Der Punkt für die Energiesteigerung liegt zwei Fingerbreiten unter dem Nabel.

Ampeldiät

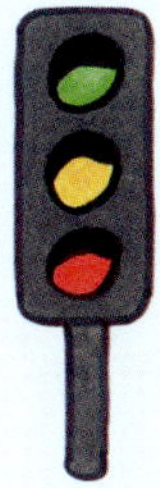

Obst und Gemüse in den Farben der Verkehrsampel:
Rot: Tomaten, Karotten, Melonen, rote Rüben = Vitamin A (Betacarotin) = Schleimhautvitamin.
Gelb: Zitrone, Apfel, Pampelmuse, Sanddorn, Sauerkraut = Vitamin C.
Grün: Salate, Rucola, Spinat, Salbei, Thymian, Basilikum und andere Kräuter = Spurenelemente, Folsäure, Vitamine.
Kaltgepresstes Olivenöl: Es wird vielen Speisen, dem Gemüse und vor allem Salaten erst kurz vor dem Servieren – ohne Erhitzung – beigefügt = Vitamin E = Schleimhaut- und Regenerationsvitamin.

Antigrippedrinks, Grog

Sanddornpunsch: 4–6 Eigelb, 2–3 EL Birnendicksaft, Zimt, Ingwerpulver, Vanille, 1 Liter gekochter Tee (schwarz oder Hagebuttentee), 8 EL Sanddorn
Eigelb mit Birnendicksaft, Zimt, Ingwer, Vanille schaumig schlagen. Langsam den heißen Tee zugeben und im Wasserbad verrühren, bis der Punsch »aufsteigt«. Sofort in vier mit je 2 EL Sanddorn-Vollfrucht gefüllte Gläser füllen. Mit abgeriebener Orangenschale garnieren.
Holunder-Zitronen-Drink: Eine Flasche Holundersaft (0,33 l), Zitronenspiralen, ein halber Liter Wasser, Saft von drei Zitronen, einer Orange, 3 EL Honig, Zimt, 2 EL Thymianblätter
Holundersaft mit Thymianblättern kurz erhitzen, Zitronenspiralen und Wasser dazugeben, mit Zitronen- und Orangensaft, Honig und Zimt abschmecken.

Arzt – wann verständigen?

Arzt verständigen

Fieber über 38 Grad mehr als zwei Tage – Krankheit über zwei Tage.
Starke Halsschmerzen, Mandelentzündung mit weißen Belägen, Gefühl der Halsenge. Eine Infektion durch so genannte hämolysierende Streptokokken kann zu Herz-Nieren-Gelenks-Erkrankungen führen. Der Arzt kann einen Rachenabstrich oder ein Blutbild (AST = Antistreptolysintiter) anordnen.
Ohrenschmerzen können in seltenen Fällen auf die Hirnhäute übergreifen oder das Gehör für immer schädigen.
Husten mit pfeifender, beschleunigter, mühsamer oder schmerzhafter Atmung
Eitriger, stinkender, gelber Schleim
Heiserkeit über zwei Tage
Brustschmerzen, Brustdruck

Herzklopfen, Herzstolpern, Herzschmerz oder **Herzdruck.**
Kopfschmerzen können durch eine Stirn-Kieferhöhlen-Entzündung oder in seltenen Fällen durch eine Hirnhautentzündung entstehen.
Nackensteifigkeit (das Kinn lässt sich schwer zum Brustbein beugen) kann durch Fieber, aber auch durch eine Hirnhautreizung hervorgerufen werden.
Apathie (Teilnahmslosigkeit) und **Schwindel** durch Herz-Kreislauf-Versagen, **Austrocknung.**
Bei all diesen Symptomen sind wir dankbar, wenn uns ein Arzt auch mit so genannten starken Mitteln vor noch Schlimmerem beschützt. Die Aufräumarbeiten nach einem starken medikamentösen »Einsatz« können wir bei ➡ Antibiotika nachlesen.

Aspirin

➡ Aspirin

Aspirin wirkt fieber- und schmerzsenkend, Schleimhaut abschwellend. Mögliche Nebenwirkungen: Magen-, Darmschleimhautreizung bis zu Blutungen (teerfarbener Stuhl), generell vermehrte Blutungen. Aspirin sollte möglichst erst zu Hause eingenommen werden, da es zu Schweißausbruch führt und damit eine zusätzliche Möglichkeit für eine Verkühlung bietet.

➡ Bodyguards ➡ Grippe

Die altbewährte Antibiotika-Doktorsuppe

➡ Doktorsuppe

Früh genug, beim ersten Nasenkitzeln, stündlich gelöffelt, führt sie zu verblüffenden Ergebnissen.
Immer mehr alte Rezepte, als Volksmedizin bezeichnet und bei vielen Familien schon als Hausmittel in Verwendung, werden heute von der Wissenschaft in ihrer heilenden Wirkung bestätigt. In der Zwiebel wurden natürliche Antibiotika und Flavonoide gefunden, genauso wie im Knoblauch. Das erklärt die Wirksamkeit der mittelalterlichen Doktorsuppe, die angeblich den Doktor ersparte und aus Zwiebeln, Knoblauch, Wurzelgemüsen, Kräutern und Kren gekocht wurde.

> 3–4 gehackte Zwiebeln, eine zerkleinerte Selleriewurzel, Petersilie, zwei Karotten, Thymian, 4 Zehen Knoblauch, eine ganze oder geriebene Kartoffel, 1 Liter Wasser, verschiedene Kräuter, Liebstöckl oder 1/2 EL Gemüsebrühe (glutamatfrei aus dem Reformhaus), auf kleiner Flamme köcheln lassen. 10 Minuten ziehen lassen, dann Majoran, Schnittlauch, Dill, Petersilie, Kresse, Meersalz, eventuell Sahne dazurühren.

Hühnersuppe: Sie war schon bei unseren klugen Großmüttern ein Lebenselixier.
Eine Studie der Universität Colorado hat es nun bewiesen. Hühnersuppe heilt bei Beginn einer Erkältung besser und schneller als

die einer Vergleichsgruppe verabreichten Medikamente. Derzeit werden die in der Hühnersuppe enthaltenen Substanzen wie Spurenelemente, ein besonderer Eiweißstoff und Vitamine untersucht. Unter anderem enthält sie Cystein, eine Aminosäure, die eine Schleimverflüssigung bewirkt und als wirksames Medikament im Handel ist.

Echinacea (Sonnenhut)

Der Sonnenhut – Echinacea

Darf nicht bei Korbblütlerallergie eingenommen werden.
Wie alle pflanzlichen Immunstimulanzien können wir auch den Sonnenhut in Grippezeiten zur Vorbeugung einmal morgens einnehmen und lange im Mund belassen, denn dort soll ja die Abwehr aufgebaut werden! Zur Therapie müssen wir Echinacea schon 3- bis 4-mal täglich einnehmen.

Entsäuerungs- und Entgiftungstee

2 TL Ackerschachtelhalm, 2 TL Brennnesselkraut, 1 TL Kamillenblüten, 1 TL Fenchelsamen (geschrotet), 1/2 TL Brunnenkresse.

Grippe-Bodyguards

Bodyguards

Unsere Leibwächter: Wir werden sie überall, in der Wohnung und im Büro, bereithalten.
Vitamin C mit Calcium als Pulver für zu Hause, zum Mitnehmen als Kapseln
Magnesiumorotat 500 mg (nicht bei Nierenkrankheit) am besten mit Zinkorotat 40 mg und Selen 50 µg (Mikrogramm) in einer einzigen Kapsel
Grippecocktail aus der Mistel, dem Sonnenhut, der Echinacea, der Aloe (nicht bei Schwangerschaft), der Taigawurzel, dem Eleuterococcus. Wir können uns am besten gleich alle 4 Pflanzen in einem Cocktail zusammenmischen lassen.
Grippeabwehr: Kochsalznasentropfen, Ringelblumensalbe, Sonnenblumenöl, siehe Öl ziehen
Grippeimpfung – homöopathische »Impfung«: Ein ganzes Döschen Oscillococcinum 200 K (Boiron) ab Oktober 1-mal im Monat nüchtern lutschen; bei Grippesymptomen sofort noch einmal ein ganzes Döschen lutschen.
Es gibt auch andere Impfpräparate aus der Apotheke, die nicht gespritzt werden, sondern über die Nasen- oder Mundschleimhaut aufgenommen werden. Denn dort, wo die Eintrittspforte der Viren ist, sollte die Abwehr aufgebaut werden.
Grippeaperitif: Flechtenhonig (Weleda) = Isländisch-Moos-Sirup = natürliches Antibiotikum

Heilpflanzenöl

Eukalyptus-, Thymian-, Latschenkieferöl zum Baden, Verdampfen, Inhalieren und für Brustwickel

Homöopathie

Homöopathie

Die homöopathischen Medikamente werden in so genannten Potenzierungen, Verschüttelungen, einer Art Verdünnung, angeboten.

D-Potenzierung = 1 : 10, C-Potenzierung = 1 : 100 (auch häufig als CH-Potenzierung angegeben). Bei D-Potenzen lutscht man meist pro Einnahme 5 K (Kügelchen), bei C-Potenzen jedes Mal 2 K vor dem Essen. Hohe Potenzen werden selten gegeben und wirken mehr in die Seele hinein; z. B. gibt man Tuberculinum C 200 einmal im Monat 2 K bei mehrmaligen Bronchitiden und Lungenerkrankungen. Bei Echinacea D 2 (= niedere Potenz) dagegen werden bei Verkühlung 3 x 5 K oder von Echinaceatropfen 3 x 10 Tropfen täglich verabreicht.

Bei Besserung soll mit der Häufigkeit der Kügelchengabe zurückgegangen, bei deutlicher Besserung aufgehört werden. Homöopathische Arzneien lässt man möglichst vor dem Essen unter der Zunge zergehen.

Homöopathische Hausapotheke

Für **Homöopathieanfänger** und **-anhänger** gibt es von der Deutschen Homöopathie Union eine so genannte **Hausapotheke,** ein kleines Etui, mit den allerwichtigsten Medikamenten und einer Anleitung. Dort sind die Medikamente in D-Potenzierungen zu finden. Wir nehmen von den D-Potenzen 5 K pro Mal, also z. B. 3 x 5 K Belladonna D 6. Persönliche Ratschläge sollten mit einem Arzt besprochen werden. Eine vorbeugende, homöopathische Konstitutionstherapie kann die Grippeanfälligkeit sehr oft herabsetzen! Siehe auch »Spezielles« für spezielle Symptome → S. 67

Ingwer, unsere Hitzewurzel

Ingwer

Ingwer ist eine tropische Wurzel, die schweißtreibend, magenberuhigend, auf die Psyche und auf das Immunsystem anregend wirkt. In Asien ist sie in jedem Haushalt und fast bei jedem Essen in Verwendung. Bei Grippe »heizt« Ingwer ein, deshalb wird diese Wurzel bei hohem Fieber nicht gegeben.

Kaffee

Kaffee gibt zwar Schwung, entleert dabei aber unsere Energie-Konten, diese Energie fehlt dann leider dem Immunsystem.

Keimlinge, die Superbomber

Keimlinge

Getreidekörner (Dinkel, Weizen usw.) werden abends eingeweicht, morgens abgeseiht, auf einem großen Teller ausgebreitet; abends wieder eingeweicht usw., bis aus dem Korn ein kleiner Keimling herauswächst. Den essen wir dann am besten roh, gut kauend! Auch im Müsli, auf dem Brot, in Suppen, in Omeletten können wir die Keimlinge verwenden. Nur Sojakeimlinge müssen kurz blanchiert werden, sie enthalten eine Art Lezithin, das die Blutgerinnung beeinflussen kann.

Luftfeuchtigkeit

Durch Pflanzen, Verdampfen, Luftbefeuchter, nasse Tücher, Wäsche, Wasserbehälter und Versprühen von Flüssigkeit (Blumenspritze) erhöhen wir die Luftfeuchtigkeit. Achtung auf Pilz- und Keimbesiedelung bei Wasserbehältern, sie sind immer wieder zu reinigen.

Meerurlaub

Jod, Meer

In Ermangelung eines Meerurlaubes mit Jodanreicherung können wir in unserer Badewanne Meersalzwasserbäder genießen und zusätzlich 1-mal pro Woche Meeresfisch auf den Tisch bringen.

Medikamentenumgang

Wir lesen immer den Beipackzettel und sprechen möglichst vor Einnahme mit dem Hausarzt. Chemische, schulmedizinische Medikamente sind manchmal wie die Feuerwehr. Wenn es brennt, sind wir froh, dass sie uns »Chemie« in den Hausbrand spritzt, wir retten dadurch das Haus, auch wenn dabei manches zerstört wird. So ähnlich verhält es sich mit »starken« Medikamenten, ihren Wirkungen und Nebenwirkungen. Nach einem »Feuerwehreinsatz« beginnen die Aufräumarbeiten. Es gilt, dasselbe für unseren Körper zu planen → **Antibiotikatherapie.**

Melatonin

Das Immunhormon Melatonin

Melatonin ist ein körpereigenes Immunhormon, das derzeit als Jungbrunnen, Antikrebsstoff, Antigrippemittel und gegen »Jetlag« etwas kritiklos eingenommen wird. Natürlicherweise wird es am stärksten zwischen 23 und 3 Uhr produziert. Unsere Vorfahren ahnten das und sprachen vom »gesunden Schlaf vor und um Mitternacht«. Die Verdunkelung des Schlafzimmers entspricht der angenehmen Atmosphäre in der Gebärmutter und regt die Melatoninproduktion an.

Milch

Milch, Käse (Joghurt ist etwas neutraler) regen die Schleimproduktion an. Bei Hals- und Ohrenentzündungen sind Milchprodukte nicht günstig. Bei Bronchitis, bei Heiserkeit dagegen löst heiße Milch mit Honig den Schleim.

Öl ziehen

Öl ziehen, die russische Wunder-reinigung

Die Ölkur nach Doktor Karach

Doktor Karach brachte auf einer Tagung des All-Ukrainischen Verbandes der Onkologen (Krebsfachärzte) und der Bakteriologen in der Akademie der Wissenschaften der UdSSR ein altes Volksrezept zur Diskussion, die Entgiftung mit Sonnenblumenöl. Die Mundschleimhaut ist eine Ausscheidungsmöglichkeit des Körpers, uns allen als »belegte Zunge, belegte Zähne«, besonders morgens, bekannt. Dieser Ausscheidungsweg wird in diesem einfachen Volksheilmittel benützt: Morgens vor dem Frühstück (z. B. während der Morgentoilette) nehmen wir einen Esslöffel kaltgepresstes Sonnenblumenöl in den Mund, schlürfen, saugen und »ziehen« das Öl 10–15 Minuten durch die Zähne. Das Kiefergelenk sollte sich bewegen, wir »kauen« das Öl geradezu. Anschließend wird es ausgespuckt. Aus Umweltgründen möglichst nicht in das Waschbecken oder das WC, sondern in einer Extraflasche als Altöl entsorgen. 5 g Öl verschmutzen ca. 25.000 Liter Wasser (1 Liter Öl verschmutzt 5.000.000 Liter Wasser).

Man kann auch öfters am Tag vor den Mahlzeiten Öl ziehen, besonders bei Grippe und Heiserkeit ist es anzuraten.

Laut Doktor Karach werden verschiedenste Beschwerden positiv beeinflusst, z. B. Stirn-, Kieferhöhlen-, Mandel- und Luftröhrenentzündungen, Bronchitis, Zahnschmerzen, Gelenksentzündungen, Ekzeme, Magengeschwüre, Darmerkrankungen, Herz- und Nierenbeschwerden und Frauenkrankheiten.

Nach Doktor Karach greift dieser Entgiftungsvorgang in den ganzen Organismus ein und ist durch die entschlackende Wirkung eine Vorbeugung vieler Krankheiten.

Schlaf: Die Batterie wird aufgeladen.

➧ Schlaf ➧ Melatonin

Der **Schlaf** ist das Rendezvous mit dem Unbewussten, mit unserer Energieversorgung, mit unserer Ursprungsquelle, die riesige Einlagen auf unser Immunkonto tätigt. Während des Schlafes lädt sich die menschliche »Batterie« wieder auf. Auch ein »Betthupferl«, etwas Süßes, kann zu einem guten Schlaf beitragen. In manchen Lebensmitteln, wie z. B. im »Schwarzplenten« (Buchweizen), ist ein Eiweißstoff, das Tryptophan, das sogar als Schlaftablette im Handel war, enthalten. Durch Beobachtung wussten das unsere Vorfahren und löffelten abends ihr »schwarzplentenes Muas«!

Bestimmte klassische Barock-Musik wirkt schlaffördernd. Bekannt wurden die »Goldberg«-Largosätze von Johann Sebastian Bach, die eigens für den schlaflosen Grafen Keyserlingk komponiert worden waren. Wichtig ist, dass die Musik eine Frequenz unter oder um 60 Hz hat, denn unser Körper schwingt früher oder später mit und kommt bei ca. 60 Hz in seine Entspannungsphase, in der sich die Abwehr-Konten füllen.

➧ Schwitztee

Einzeln, gemischt. Lindenblüten, Holunder, Kamille, Hagebutten mit 1 1/2 Liter Wasser aufbrühen, etwas **Ingwer** hineinreiben, mit

Honig und Zitronensaft trinken; dazu 3 x 10 **Ginsengtropfen** einnehmen.

Sport: aerob – anaerob

Sport – gesund oder Mord?

Aerober Sport erhöht die Leistungsfähigkeit von Immunsystem, Herz, Atmung, Kreislauf!
3-mal pro Woche 20–40 Minuten Ausdauersport, wie z. B. schnelles Gehen, erhöht die natürlichen Killerzellen.
»Aerob« heißt, die Energiebereitstellung erfolgt ausschließlich über oxydative (mit Sauerstoff erfolgende) Verbrennung. Die aerobe Schwelle wird über die durch den Sport im Körper gebildete Milchsäure (Laktat) im Blut oder einfacher über den Puls bestimmt.
Der **Puls** muss individuell abhängig von Trainingszustand, Alter und Ruhepuls betrachtet werden. Als Richtwert gilt 130 Herzschläge pro Minute. Wichtig ist, dass dabei das Belastungsgefühl gering ist! Dieses Gefühl, nicht bis an die Grenze gegangen zu sein, treibt so manchen Zeitgenossen, der die Bürohektik nicht an der Wohnungsfußmatte abstreifen kann, zu hektischen Aktivitäten an, die das Immunsystem schädigen und den Körper eindeutig für Infektionen öffnen.
Anaerober Sport bringt unseren Puls über 150–160 Herzschläge pro Minute; dabei bekommen der Körper, die Organe, die Gefäße, alle Zellen, speziell Herz und Hirn, zu wenig Sauerstoff. Ein zu hoher Puls öffnet ein »Körperfenster« für die Viren, für die Infektionen, im englischen Sport als »Open window for infection« bekannt. Bekannt ist dieses Phänomen als **Dienstagserkältung** vieler Profis und noch mehr der Sonntagssportler, die an einem Tag alles »zerreißen« wollen, ihre Immun-Abwehr-Konten leerbuchen und einen Tag später erkranken.
Gefährlich, ja tödlich können anaerober und zum Teil auch aerober Sport während oder nach einer Grippe sein. Es kann zum plötzlichen Herzstillstand kommen, wie wir ihn auch vom Spitzensport her kennen.

Vitamine

Vitamine

Überfluss schafft Mangel: Zu viel Weißmehl, Zucker, industriell gefertigte Säfte sind Vitamin- und Calciumräuber und buchen völlig ungeniert von den Immun-Konten ab.
Schon unsere Vorfahren gaben ihren Kindern zur damaligen gesunden Vollkornernährung Äpfel, die sie tagelang mit Eisennägeln gespickt hatten, das waren ihre Eisenspender. Frisches Sauerkraut, Hagebutten und Sanddorn wurden wegen des Vitamin-C-Gehaltes gegessen, weiters verabreichten sie Calcium aus Eischalen; im Winter gab es Lebertran zur Versorgung mit den wichtigen Schleimhautvitaminen A und D sowie Vitamin E aus dem Lein-

samen. In unserer Zivilisationskost fehlen immer wieder lebenswichtige Vitamine und Spurenelemente, zusätzlich lassen Stress, Infektionskrankheiten, Operationen, Smog, Ozon, Umweltgifte usw. den Körper verarmen. Meistens können Vitamine und Spurenelemente mit einem verstärkten Verzehr an Vollkorn, rohem Gemüse und Obst aufgenommen werden. Bei erhöhtem Bedarf, z. B. bei Stress, Krankheit, Grippeepidemie, sollte auch an eine Zufuhr von Vitaminen oder Spurenelementen in Form von Medikamenten gedacht werden.

Vitamin pur oder Natur?

◆ **Vitamin A:** Das Schleimhautvitamin: Es ist ein fettlösliches Vitamin, es wird gespeichert, damit kann es zur Überdosierung kommen. Wir finden es in Karotten, Milch, Aprikosen, Eigelb (➡ **Ei-Chaudeau**), Butter. Am besten resorbierbar wäre Vitamin A mit Vitamin D im guten alten Lebertran, den uns unsere Großmütter oft mit letztem Kraftaufwand und bewundernswerten Tricks verabreichten.

◆ **Vitamin C:** Auch als Ascorbinsäure bekannt. Ratsamer ist es, das Vitamin C in Verbindung mit Calcium = Calciumascorbat einzunehmen. Es ist ein wasserlösliches Vitamin und wird laufend ausgeschieden. Es kann nicht wie die fettlöslichen Vitamine A, D, E, K gespeichert werden. Somit muss es **täglich** eingenommen werden. Über die starke antioxydative Wirkung hinaus ist es noch an mindestens 300 Stoffwechselvorgängen speziell im Immungeschehen beteiligt, also lebenswichtig.

Paulings Gripperezept

Der Nobelpreisträger Linus Pauling nahm selbst bis zu seinem Tod (über 93 Jahre alt) täglich 20 g (20.000 mg!) ein. In seiner Anleitung gegen Erkältung schreibt er: »Bei Erkältungsbeginn für die ersten 12 Stunden jede Stunde 500–1000 mg oder 4000–10.000 mg (4–10 g) täglich.«

Vitamin C regt die Produktion von Interferon, einem natürlichen Viruskiller, an.

Eine Studie der Universität von Wisconsin bewies, dass Grippekranke mit 4-mal täglich 500 mg Vitamin C nur halb so lang und halb so stark krank waren wie die Kontrollgruppe ohne Vitamin C. **Überdosierungen,** Nebenwirkungen wie Nierensteine sind derzeit nicht bewiesen, wohl aber kann Durchfall eintreten. Amerikanische Ärzte sagen ihren Patienten ganz einfach: Nimm so viel Vitamin C, bis du Durchfall hast, dann ein bisschen weniger, das ist deine Dosis. Bei Besserung nicht abrupt aufhören, sondern die Gaben langsam reduzieren.

◆ **Vitamin E:** Das Regenerations- und Schleimhautvitamin ist ein starkes Antioxydans, enthalten in Weizenkeimen und im Weizenkeimöl, Eigelb (➡ **Ei-Chaudeau**) und in Hülsenfrüchten.

Vorbeugung vor der Saison
Meeraufenthalt, barfuß laufen, kneippen: kalt-warme Beingüsse, nicht zu warm anziehen, Schleimhaut befeuchten.

Yogaübungen bei Grippe
Das Ziel ist mehr Sauerstoff = Leben, Gesundheit, Energie, Abwehrkraft.

Mehr Sauerstoff allgemein: Es reichen schon ein paar tiefe Atemzüge in gerader Haltung. Wenn wir verstärkt ausatmen, »lüften« wir unsere Lunge, und der Körper saugt anschließend die Luft mit all seiner Kraft ganz von allein ein.

Eine verstärkte Ausatmung können wir auch über Lachen und Singen (AAAOOOUUUMMM) erreichen!

Zur Lungenstärkung zählen wir bei der Einatmung z. B. bis drei und ziehen dabei die Rippen im Rückenbereich wie eine **Ziehharmonika** auseinander – ohne (!) die Schultern zu heben – und »falten« sie, die doppelten Takte, also bis sechs zählend, langsam ausatmend wieder zusammen.

Mehr Sauerstoff, Energie und Abwehr durch Yoga

Mehr Sauerstoff lokal, dort, wo sich die Grippekrankheiten entwickeln. Wir müssen nicht gerade Kopf stehen und die Beine verschränken. Wir heben unsere Beine einfach aus der Rückenlage – nicht wie bei der Kerze gerade nach oben, sondern – ohne den Rücken vom Boden zu heben – halten sie über den Kopf; eine Art **bequeme Kerzenstellung,** Wiparita Karani genannt. Damit fließt viel Blut = Sauerstoff in den Kopf-Hals-Bereich. Bei oder zur Vorbeugung von Halsschmerzen recken wir noch die Zunge – wie ein **Krampus** ausatmend – fast bis zum Brustbein heraus; beim Einatmen rollen wir sie hinein und drücken gegen den Gaumen – damit ergeben sich ein Zug und eine verstärkte Durchblutung der Mandelregion.

Zink
Wer innerhalb der ersten 24 Stunden nach Auftreten von Erkältungssymptomen Zinkorotat, 3 x 40 mg, am zweiten Tag 2 x eine Kapsel zu 40 mg, am dritten und vierten Tag je eine Kapsel einnimmt, kann die Krankheitsdauer von durchschnittlich sieben Tagen auf vier Tage reduzieren. Das zeigte die Studie der Cleveland Clinic Foundation. Um einen Rückfall zu vermeiden, wird auch in den drei darauf folgenden Tagen je eine Kapsel eingenommen. Ist die Grippe schon in voller Blüte, sorgt Zink dafür, dass Schnupfen, Halsweh, Husten und Kopfschmerz vermindert werden. Zink kann Übelkeit hervorrufen, deshalb das Präparat nicht auf leeren Magen einnehmen, zusätzlich kann es eine Blutarmut verstärken.

Stichwortverzeichnis